全国卫生职业教育实验实训规划教材

（供口腔医学、口腔医学技术、口腔护理等专业使用）

可摘局部义齿修复工艺技术

（第2版）

主编 张 坤 赵春颉

手机扫描注册
观看操作视频
一书一码

北京科学技术出版社

图书在版编目(CIP)数据

可摘局部义齿修复工艺技术/张坤,赵春赪主编. — 2版. — 北京:北京科学技术出版社,2020.7

全国卫生职业教育实验实训规划教材

ISBN 978-7-5714-0947-0

Ⅰ.①可… Ⅱ.①张… ②赵… Ⅲ.①义齿学 - 高等职业教育 - 教材 Ⅳ.①R783.6

中国版本图书馆CIP数据核字(2020)第082848号

可摘局部义齿修复工艺技术(第2版)

主　　编：张　坤　赵春赪
策划编辑：张露遥　曾小珍
责任编辑：刘瑞敏
责任校对：贾　荣
责任印制：李　茗
封面设计：天露霖文化
出 版 人：曾庆宇
出版发行：北京科学技术出版社
社　　址：北京西直门南大街16号
邮政编码：100035
电话传真：0086-10-66135495（总编室）
　　　　　0086-10-66113227（发行部）　0086-10-66161952（发行部传真）
电子信箱：bjkj@bjkjpress.com
网　　址：www.bkydw.cn
经　　销：新华书店
印　　刷：河北鑫兆源印刷有限公司
开　　本：710mm×1000mm　1/16
字　　数：127千字
印　　张：7.5
版　　次：2020年7月第2版
印　　次：2020年7月第1次印刷
ISBN 978-7-5714-0947-0

定　　价：68.00元

京科版图书，版权所有，侵权必究。
京科版图书，印装差错，负责退换。

教材评审委员会

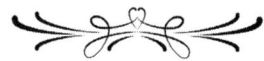

顾　问

　　王　兴（中华口腔医学会名誉会长，中国医师协会副会长，北京大学口腔医学院教授）

　　刘洪臣（中华口腔医学会副会长，北京口腔医学会监事长，解放军总医院口腔医学中心主任、口腔医学研究所所长）

　　刘静明（中华口腔医学会理事，北京口腔医学会副会长，首都医科大学附属北京口腔医院副院长，首都医科大学口腔学系副主任，首都医科大学口腔联合教研室主任）

　　牛光良（中国牙病防治基金会培训部主任，北京口腔医学会副会长，北京中医药大学附属中西医结合医院副院长）

　　宿玉成（中华口腔医学会口腔种植专业委员会主任委员，中国医学科学院北京协和医院口腔种植中心主任）

　　赵继志（中华口腔医学会口腔激光医学专业委员会副主任委员、全科口腔医学专业委员会常务委员，中国医学科学院北京协和医院口腔科主任）

　　王　昊（中华口腔医学会全科口腔医学专业委员会委员，北京口腔医学会口腔颌面影像专业委员会主任委员，首都医科大学附属北京天坛医院口腔科主任）

主任委员

　　刘　浩（天津市口腔医院）

　　张彦文（天津医学高等专科学校）

副主任委员（以姓氏笔画为序）

　　马　莉（唐山职业技术学院）

　　王　庆（天津医学高等专科学校）

　　王建国（漯河医学高等专科学校）

　　毛　静（枣庄科技职业学院）

　　吕瑞芳（承德护理职业学院）

　　刘小兵（石家庄医学高等专科学校）

孙小钧（山东力明科技职业学院）
孙华祥（聊城职业技术学院）
李占华（邢台医学高等专科学校）
李相中（安阳职业技术学院）
辛金红（深圳市坪山区康泰健职业培训学校）
张紫阳（新乡医学院三全学院）
郎庆玲（黑龙江省林业卫生学校）
屈玉明（山西卫生健康职业学院）
胡景团（河南护理职业学院）
袁甬萍（宁波卫生职业技术学院）
耿　磊（齐鲁医药学院）
郭兴华（潍坊护理职业学院）
郭积燕（北京卫生职业学院）
戴艳梅（天津市口腔医院）

视频审定专家（以姓氏笔画为序）
王　琳（北京大学口腔医院）
王　霄（北京大学第三医院）
王伟健（北京大学口腔医院）
牛光良（北京中医药大学附属中西医结合医院）
冯小东（首都医科大学附属北京同仁医院）
冯向辉（北京大学口腔医院）
冯培明（北京中医药大学附属中西医结合医院）
成鹏飞（中国中医科学院眼科医院）
刘　刚（北京中医药大学附属中西医结合医院）
刘建彰（北京大学口腔医院）
刘静明（首都医科大学附属北京口腔医院）
李靖桓（首都医科大学附属北京口腔医院）
杨海鸥（首都医科大学附属北京同仁医院）
张　楠（首都医科大学附属北京口腔医院）
陈志远（首都医科大学附属北京同仁医院）
郑树国（北京大学口腔医院）
胡菁颖（北京大学口腔医院）
祝　欣（北京大学口腔医院第二门诊部）
姚　娜（北京大学口腔医院第二门诊部）
熊伯刚（北京中医药大学附属中西医结合医院）

编者名单

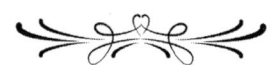

主　编　张　坤（山东力明科技职业学院）
　　　　赵春桢（天津市口腔医院）
副主编　谢丽娜（聊城职业技术学院）
　　　　阎　杰（石家庄医学高等专科学校）
　　　　张国英（济南市第四人民医院）
编　者　（以姓氏笔画为序）
　　　　尹晓斌（安阳职业技术学院）
　　　　石胜辉（深圳市坪山区康泰健职业培训学校）
　　　　孙　岩（山东力明科技职业学院）
　　　　苏继华（安阳职业技术学院）
　　　　李　鹏（聊城职业技术学院）
　　　　辛金红（深圳市坪山区康泰健职业培训学校）
　　　　张　坤（山东力明科技职业学院）
　　　　张　坤（新乡医学院三全学院）
　　　　张国英（济南市第四人民医院）
　　　　赵春桢（天津市口腔医院）
　　　　阎　杰（石家庄医学高等专科学校）
　　　　谢丽娜（聊城职业技术学院）
　　　　潘　民（天津市口腔医院）

前言 / PREFACE

本教材为"全国卫生职业教育实验实训规划教材（供口腔医学、口腔医学技术、口腔护理等专业使用）"系列教材之一，依据《高等职业教育医药卫生类教学计划与教学大纲》编写，适用于口腔医学技术和口腔医学专业教学。本教材的编写指导思想，是以提高职业教育人才培养质量为前提，以专业基本技能培养为核心，以典型实训作品为载体，以增进职业能力为主线，并依据行业、企业技术标准，尽量实现专业与行业、企业岗位对接，教学过程与工作过程衔接，使专业人才培养目标与产业发展需求相吻合。本套教材的出版，充分体现了实践教学的重要性，旨在为培养高素质、高技能人才奠定良好的基础。

可摘局部义齿修复工艺技术是口腔医学技术的一个重要组成部分，是口腔医学技术和口腔医学专业的核心课程之一，是牙列缺损及治疗相关口颌系统疾病的预防和治疗方法之一。该技术主要是利用人工材料制作各种活动修复体，即"人工器官"，以修复和重建牙列缺损，达到预防和治疗口颌系统疾病的目的，从而恢复口颌系统的正常形态和生理功能，促进患者的身心健康。

本教材利用现代化教学技术，集文字、图片、声音、演示为一体，为学生学习和掌握操作技术提供了方便。口腔修复技术工作者只有掌握口腔医学技术的基本知识和制作修复体的基本技能，才能对各类牙列缺损与各类畸形做出合理的设计，并正确地制作各种修复体。

针对高职高专培养高素质、高技能型人才的教育特色，我们在教材编写中特别注重基本知识和基本技能的培养，注重教材的科学性、启发性和实用性，以达到培养实用性口腔医学技术技能型人才的目的。

由于编者水平有限，教材和操作视频难免存在不足，敬请广大读者给予指正。

张　坤　赵春桢

2020 年 3 月

目录 / CONTENTS

实训一　基牙预备 /1

实训二　制取印模 /9

实训三　灌注模型 /15

实训四　颌位关系记录 /23

实训五　上𬌗架 /29

实训六　铸造支架工作模型设计 /35

实训七　铸造支架耐火材料模型的翻制 /43

实训八　铸造支架熔模的制作 /51

实训九　铸造支架熔模的包埋与铸造 /57

实训十　铸件的清理、打磨、抛光、就位 /65

实训十一　铸造𬌗支托与弯制卡环的制作 /73

实训十二　人工牙排列 /81

实训十三　蜡基托的塑形 /87

实训十四　装盒 /93

实训十五　去蜡、充填树脂及热处理 /99

实训十六　开盒、打磨与抛光 /105

实训一

基牙预备

案例导入

案例 1

牙列缺损模型：36、37、45、46 缺失。

义齿类型：铸造支架式可摘局部义齿。

基牙：35、44、47 为基牙，44 远中与 47 近中放置𬌗支托。

基牙上直接固位体的类型：44、47 三臂卡环，35 RPI 卡环。

大连接体：舌杆。

案例 2

牙列缺损模型：11、12、25、26 缺失。

义齿类型：上颌胶连式可摘局部义齿。

基牙：14、24、27 为基牙，24 远中与 27 近中放置铸造𬌗支托。

基牙上直接固位体的类型：24 单臂卡环、27 三臂卡环、14 间隙卡环。

大连接体：腭板。

知识要点

1. 牙列缺损 上颌或下颌的牙列内有数目不等的牙缺失，同时仍余留不同数目的天然牙。

2. 可摘局部义齿 以天然牙、基托下黏膜和骨组织作为支持，通过固位体和基托固位，使用人工牙和基托材料恢复缺损的软硬组织形态，能够自行摘戴。

3. Kennedy 牙列缺损分类

（1）第一类为牙弓两侧后部牙缺失，远中无天然牙存在。

（2）第二类为牙弓一侧后部牙缺失，远中无天然牙存在。

（3）第三类为牙弓的一侧牙缺失，且缺隙两端均有天然牙存在。

（4）第四类为牙弓前部牙连续缺失并跨过中线，天然牙在缺隙的远中。

4. 𬌗支托

（1）定义。放置于天然牙上，以防止义齿龈向移位及传递咬合力至该牙的一种硬性（金属）装置。

（2）要求。铸造𬌗支托凹呈匙状。长度为磨牙近远中径的 1/4、前磨牙近远中径的 1/3，宽度为磨牙颊舌径的 1/3、前磨牙颊舌径的 1/2。厚度为 1~1.5mm。𬌗支托凹底与基牙长轴形成不大于 90°的夹角。

5. 固位体 固位体是可摘局部义齿安放在基牙上的部分，通常由金属制作，起固位、支持和稳定义齿的作用。按固位体的作用不同将其分为直接固位体和间接固位体。

（1）直接固位体。直接固位体是可摘局部义齿安放在邻近缺隙或毗邻基牙上的金属部分，其作用是固位、支持和稳定义齿。直接固位体按固位作用发生在基牙上的部位不同分为冠外固位体和冠内固位体。

（2）间接固位体。间接固位体是辅助直接固位体增强义齿稳定性的固位装置，防止义齿翘起、摆动、旋转、下沉。常见的间接固位体的种类有𬌗支托、舌支托、连续卡环及邻间钩等，常用于游离端义齿。

6. RPI 卡环组 由近中𬌗支托、远中邻面板、颊侧 I 杆三部分组成，常用于远中游离端缺失的基牙。RPI 卡环组的优点：在垂直𬌗力作用下，I 杆离开牙齿，减少了对基牙的扭力，不用设置舌侧对抗臂；I 杆接触面小、美观、舒适、患龋率低；近中𬌗支托与远中𬌗支托相比，由于𬌗支托位置前移，避免了对基牙不利的杠杆式扭力，从而减小了作用于基牙上的力，可防止基牙向远中倾斜；游离端基托下面的组织受力较均匀，且受力方向接近垂直；基牙远中面备有与就位道方向一致的导面，邻面板与导面呈平面式接触，在鞍基受𬌗力下沉时，邻面板沿着导面也下移，但仍保持接触，同时颊面 I 杆也产生龈向移位，离开基牙牙面，二者均不产生远中向的分力。

◆ 技术操作

一、学习要点

（1）掌握可摘局部义齿的设计原则及基牙的选择。

（2）熟悉𬌗支托凹和隙卡沟的制备要求及方法。

二、操作规程

（一）简易流程

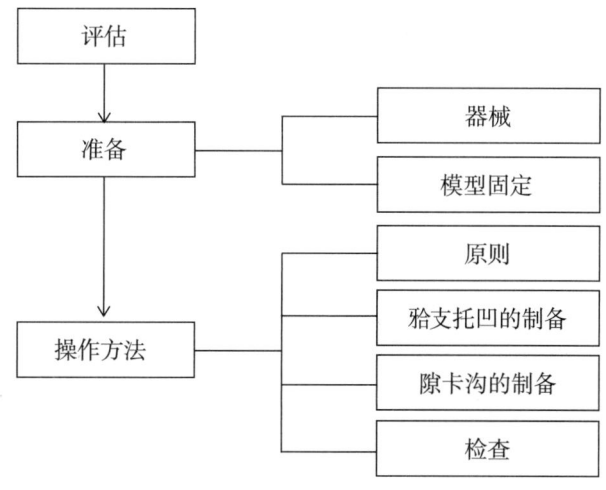

(二) 分步流程

评估

根据可摘局部义齿的设计原则和牙列缺损及余留牙的情况，做出初步设计，包括该患者牙列缺损的 Kennedy 分类及固位体的分布和类型。

准备

器械

高速涡轮钻、轮状金刚砂车针、杵状金刚砂车针、各种不同型号的柱状金刚砂车针、橡皮轮等。

模型固定

将 36、37、45、46 缺失和 11、12、25、26 缺失的模型固定在仿头模上，将仿头模调整到正确的位置上。

操作方法

原则

在制备时应充分利用基牙的自然间隙，尽可能少磨或不磨牙体组织。

𬌗支托凹的制备

用轮状或杵状金刚砂车针，在 35 咬合面的近中、44 咬合面的远中、47 咬合面的近中、24 咬合面的远中、27 咬合面的近中分别制备𬌗支托凹。要求支托凹呈匙状，深度为 1~1.5mm，自支托凹底向面逐渐变浅，不能形成垂直向的轴壁，边缘嵴处的𬌗轴线应圆钝，支托凹底与基牙长轴形成不大于 90°的夹角。35、44、24 𬌗支托的宽度为颊舌径的 1/2，长度为近远中径的 1/3。47、27 𬌗支托的宽度为颊舌径的 1/3，长度为近远中径的 1/4。

隙卡沟的制备

在上颌实习模型上，用金刚砂车针在 14、15 之间的外展隙处，沿颊舌向预备出一条深和宽均为 1mm 的沟，沟底呈"U"形。适当扩大 14、15 颊侧和舌侧外展隙，圆钝隙卡沟向颊舌外展隙转角处，去除 14 远中颊轴角处倒凹（铸造间隙卡环隙卡沟的深度和宽度为 1.5~2mm）。

检查

制备𬌗支托凹和隙卡沟时，可在正中咬合下直视或用口镜反射，随时检查制备间隙的大小。在正中咬合下用探针检查制备间隙；或取小片基托蜡烤软后，放于制备𬌗面上，做正中咬合，然后取出蜡片，观察蜡片厚度以确定制备间隙是否足够。

三、注意事项

（1）制备𬌗支托凹时，切忌损伤邻牙的近远中边缘嵴。

（2）制备𬌗支托凹时，应随时检查制备间隙的大小，以防过多磨除基牙的牙体组织。

（3）𬌗支托凹的邻𬌗边缘处应圆钝，以防止𬌗支托在此处出现应力集中而折断。

（4）制备隙卡沟时，不能破坏两邻牙间的接触点，以免形成楔力使基牙向两侧移动。

◆ 链 接

可摘局部义齿王征寿六类分类法

王征寿六类分类法是由王征寿提出，经其他学者改进和补充而形成。其根据义齿设计形式及缺牙部位和缺隙数目来划分，以三位数码命名，共分为六类。

第一类：牙弓一侧后牙缺失，其前后都设有基牙，义齿不与牙弓对侧相连。

第二类：牙弓一侧后牙缺失，基牙仅设在缺隙的一端，义齿不与牙弓对侧相连。

第三类：牙弓一侧后牙缺失，义齿与牙弓对侧（非缺牙区）相连。

第四类：缺牙区在牙弓两侧基牙的前方，主要为前牙缺失的义齿。

第五类：牙弓两侧后牙缺失，义齿两侧相连成一整体。

第六类：牙弓一侧大部分或全部牙缺失，基牙全部在牙弓另一侧，且基牙侧亦可伴有牙缺失。

可摘局部义齿按上述规律分成六类，再加上代表卡环和缺隙的数目，构成义齿三位数的命名法，即百位数代表分类类别，十位数代表实际卡环数，个位数代表除决定分类的主要缺牙区以外附加的缺隙数量。如双侧后牙缺失，并伴有一个前牙缺隙，设计双侧相连带有3只卡环的可摘局部义齿则记为531号义齿。若前后均有缺牙，分类发生矛盾时，以后缺隙为主。连续的前后缺失，基牙均在缺牙的远中，此种情况较为特殊，因义齿设计时主要考虑其呈现出的前牙游离缺失的特性，故可归为第四类。

在临床实践中，该分类的优点是：根据义齿设计由简到繁、由少到多、由单侧到双侧的顺序，以三位数码命名可摘局部义齿，便于临床应用，在记录、归档、教学、计价等方面都有实用价值。此分类法亦存在一定局限性，如只反映缺牙多少与义齿的设计关系，不能完全反映是否是游离端缺牙等问题。

◆ 考点提示

𬌗支托凹呈匙状，深度为1~1.5mm，支托凹底与基牙长轴形成不大于90°的夹角。颊舌向宽度一般为磨牙颊舌径的1/3、前磨牙颊舌径的1/2；长度一般为磨牙近远中径的1/4、前磨牙近远中径的1/3。

◆ 思考题

1. 可摘局部义齿的组成中不包括（　　）

   A. 人工牙　　　　　　　　B. 基托

   C. 固位体　　　　　　　　D. 桥体

   E. 连接体

   正确答案：D

   答案解析：可摘局部义齿的组成中包括人工牙、基托、固位体、连接体。

2. 铸造𬌗支托的宽度一般为（　　）

   A. 颊舌向宽度为磨牙颊舌径的1/4、前磨牙颊舌径的1/3

   B. 颊舌向宽度为磨牙颊舌径的1/4、前磨牙颊舌径的1/2

   C. 颊舌向宽度为磨牙颊舌径的1/3、前磨牙颊舌径的1/3

   D. 颊舌向宽度为磨牙颊舌径的1/3、前磨牙颊舌径的1/2

   E. 颊舌向宽度为磨牙颊舌径的1/2、前磨牙颊舌径的1/3

   正确答案：D

   答案解析：铸造𬌗支托颊舌向宽度一般为磨牙颊舌径的1/3、前磨牙颊舌径的1/2；铸造𬌗支托的长度一般为磨牙近远中径的1/4、前磨牙近远中径的1/3。

3. Kennedy 第一类牙列缺损指（ ）

   A. 单侧游离缺失　　　　　B. 双侧游离缺失

   C. 非游离缺失　　　　　　D. 后牙缺失

   E. 前牙缺失

正确答案：B

答案解析：第一类为牙弓两侧后部牙缺失，远中无天然牙存在；第二类为牙弓一侧后部牙缺失，远中无天然牙存在；第三类为牙弓的一侧牙缺失，且缺隙两端均有天然牙存在；第四类为牙弓前部牙连续缺失并跨过中线，天然牙在缺隙的远中。

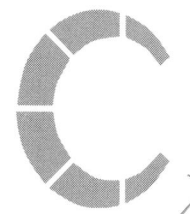

实训二

制取印模

案例导入

案例 1

36、37、45、46 缺失，完成牙体制备的实训模型。

义齿类型：铸造支架式可摘局部义齿。

基牙：35、44、47 为基牙，44 远中与 47 近中放置𬌗支托。

基牙上直接固位体的类型：44、47 三臂卡环，35 RPI 卡环。

大连接体：舌杆。

案例 2

11、12、25、26 缺失，完成牙体制备的实训模型。

基牙：14、24、27 为基牙，24 远中与 27 近中放置铸造𬌗支托。

基牙上直接固位体的类型：24 单臂卡环、27 三臂卡环、14 间隙卡环。

大连接体：腭板。

知识要点

1. 托盘的选择 按照患者牙弓的大小、形状，以及缺牙区牙槽骨的高低和印模材料的不同选择相应的托盘。托盘要略大于牙弓，其内面与牙弓内外侧应有 3~4mm 的间隙，以容纳印模材料。托盘的唇、颊和舌侧边缘应离开黏膜皱襞 2mm，不能妨碍唇、颊、舌及口底软组织的功能活动，在唇、颊、舌系带处应有相应切迹进行避让。上颌托盘后缘应盖过上颌结节和腭小凹，下颌托盘应盖过最后一颗磨牙或磨牙后垫 1/2 处。

2. 印模材料的选择 常用的印模材料有硅橡胶印模材料和藻酸盐印模材料等。

3. 印模种类

（1）解剖式印模。是在承托义齿的软硬组织处于非功能状态下取得的印模，为无压力印模，通常用流动性较好的印模材料制取。

（2）功能性印模。是在一定压力状态下取得的印模，也称选择性压力印模。

4. 制取印模的方法 制取印模前先调整患者的体位和头位，让患者处于放松、舒适的体位。制取上颌印模时，患者上颌与医师的肘部相平或者稍高，张口时上颌𬌗平面约与地平面平行；制取下颌印模时，患者下颌与医师的上臂中部大致相平，张口时下颌𬌗平面与地平面平行。取得准确印模后，应及时灌注石膏模型。

技术操作

一、学习要点

（1）掌握可摘局部义齿印模的制取方法。

(2) 熟悉印模材料的选择和用法。

二、操作规程

（一）简易流程

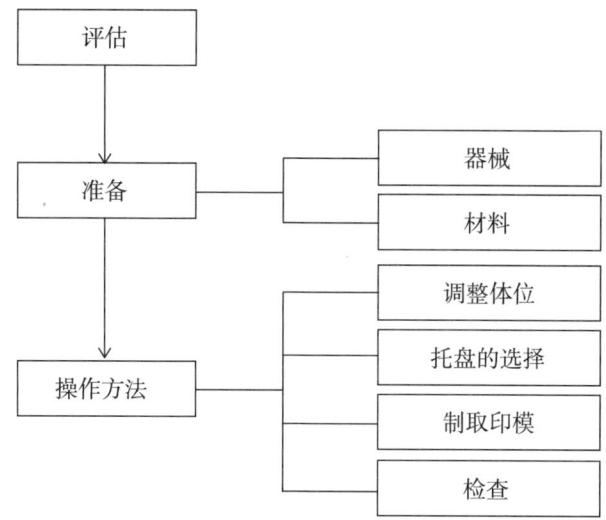

（二）分步流程

◾ 评估

检查已进行过牙体预备的上下颌石膏模型是否符合牙体预备要求。

◾ 准备

▎器械▎

仿头模、成品全牙列托盘、专用量勺、量杯、橡皮碗、调拌刀等。

▎材料▎

藻酸盐印模材料。

◾ 操作方法

▎调整体位▎

◆ 将已预备好的石膏模型的全部牙面和组织面均匀涂上凡士林，然后固定在仿头模上。

◆ 调整仿头模前后倾斜角度。制取上颌印模时，患者的上颌与医师的肘部相平或者稍高，张口时上颌𬌗平面约与地平面平行，医师位于仿头模右后方；制取下颌印模时，患者下颌与医师的上臂中部大致相平，张口时下颌𬌗平面与地平面平行，医师位于仿头模右前方。

托盘的选择

根据仿头模上下颌模型牙列的形态、长度和宽度，选择大小合适的成品托盘。托盘的形态与牙列形态一致，托盘与牙列的唇、颊和舌侧应有 3～4mm 的间隙。托盘的唇、颊和舌侧边缘应短于黏膜皱襞 2mm，避开唇、颊和舌系带。上颌托盘后缘盖过上颌结节，止于翼上颌切迹和腭小凹后 2mm 处；下颌托盘后缘止于磨牙后垫 1/2 处。

制取印模

◆ 按照藻酸盐印模材料的粉水比例要求，先粉后水，将藻酸盐印模材料调拌成膏状，然后放在托盘上，将盛满印模材料的托盘旋转放入口内。

◆ 制取上颌印模时，用左手持口镜牵拉左侧口角，可先在倒凹区、颊间隙区、上颌结节区及腭穹隆的硬腭上用手指迅速放入适量的印模材料，然后右手持托盘较快地从左侧口角斜向旋转放入口内，托盘柄对准面部中线，使托盘后部先就位，前部后就位，这样可使多余的印模材料由前部排出。趁印模材料未凝固前，在保持托盘固定的情况下，分别对双侧后颊区、前颊区和唇区进行肌功能修整，待印模材料凝固后取出。

◆ 制取下颌印模的方法与上颌印模相同，但在主动肌功能修整时，切勿过分用力抬高舌尖，更不可以使舌尖伸出口外。

检查

印模表面应非常清晰、光滑，边缘应圆钝、清晰、伸展到位。如果发现有脱模现象，应重新制取印模。

三、注意事项

（1）选择大小合适的托盘。
（2）印模材料的用量要适当。
（3）印模取出时不能变形、不能脱模。

链 接

制取功能性印模法

（1）先制取初印模并灌注模型，在此模型上画出托盘边缘线，在义齿基托等需充分伸展的部位，个别托盘边缘应短于黏膜反折处3mm左右。

（2）然后用蜡填充余留牙倒凹和组织倒凹，余留牙及周围牙龈表面覆盖2mm厚的基托蜡片，然后在3个余留𬌗面或切端挖开蜡片，形成3mm×3mm的开窗，此三点应尽量分散、远离。骨隆突、切牙乳突等部位加蜡缓冲，在承托区组织面铺一层0.5~1mm厚的蜡片，用自凝塑料或者光固化树脂膜制作一个带手柄的个别托盘。在模型上填蜡和加蜡片的目的是在制取终印模时避免个别托盘进入倒凹，同时保证托盘与牙和组织之间的终印模材料有适当的厚度。

（3）然后在口内检查托盘的密合度和边缘长度，必要时进行修磨。个别托盘内侧有三点与余留牙接触（开窗处），可保证个别托盘准确就位和位置稳定。将边缘整塑用印模膏烤软后添加在个别托盘边缘，在口内就位后进行肌功能整塑，确定适当的边缘伸展。

（4）最后去除个别托盘组织面上的蜡片，添加终印模材料制取终印模，托盘就位稳定，进行肌功能修整。

考点提示

1. 托盘的选择 根据患者牙弓的形态、长度和宽度选择合适的成品托盘，托盘与牙弓内外侧应有3~4mm的间隙，以不妨碍唇、颊、舌的活动。成品托盘可进行适当修改，特殊情况时可制作个别托盘。

2. 体位 调整椅位头托，使患者舒服地坐在手术椅上。制取上颌印模时，头稍后仰，医师位于患者后方；制取下颌印模时，头稍前倾，医师位于患者前方。

3. 托盘就位 牵开口角，旋转就位。托盘后部先就位，前部后就位，做好肌功能整塑。制取下颌印模时嘱患者将舌前伸并左右摆动，但不可将舌过度抬高。

4. 质量 印模材料硬固后，先使后部脱位，然后沿前牙长轴方向取下印模，不能有脱模和变形。印模要清晰、完整、无气泡，能正确显示软硬组织形态，边缘伸展适度。

◆ **思 考 题**

1. 主要用于颌骨缺损修复时的印模是（　　）

   A. 解剖式印模　　　　　　　　B. 分层印模

   C. 一次印模　　　　　　　　　D. 功能性印模

   E. 静态印模

   正确答案：B

   答案解析：分层印模是先用某一种印模材料制取缺损侧印模，再用另一种印模材料制取全颌终印模，使两次印模可以对合在一起，完成最终印模。

2. 功能性印模主要适用于（　　）

   A. 少数磨牙缺失的支持式义齿　　B. 混合支持式义齿

   C. 牙支持式义齿　　　　　　　　D. 少数前磨牙缺失的义齿

   E. 少数前牙缺失的义齿

   正确答案：B

   答案解析：功能性印模是指制取印模时进行了软组织功能性整塑，可以部分或较完全地反映组织在功能运动时的情况，制作修复体的工作印模需要进行功能性整塑。由上可知，功能性印模适用于有软组织做支持的义齿，本题 B 选项中有黏膜的支持作用。

实训三

灌注模型

案例导入

案例 1

牙列缺损模型：36、37、45、46 缺失。

义齿类型：铸造支架式可摘局部义齿。

基牙：35、44、47 为基牙，44 远中与 47 近中放置𬌗支托。

基牙上直接固位体的类型：44、47 三臂卡环，35 RPI 卡环。

大连接体：舌杆。

案例 2

牙列缺损模型：11、12、25、26 缺失。

义齿类型：上颌胶连式可摘局部义齿。

基牙：14、24、27 为基牙，24 远中与 27 近中放置铸造𬌗支托。

基牙上直接固位体的类型：24 单臂卡环、27 三臂卡环、14 间隙卡环。

大连接体：腭板。

知识要点

1. 模型的基本要求 模型能反映口腔软硬组织的精细解剖结构，尺寸稳定、精度高，表面清晰、无缺陷；模型的大小应符合修复体制作的要求；模型应有一定的形状和厚度（模型的基底面与𬌗平面大体平行，侧壁与基底面垂直，最薄处不小于 10mm，边缘宽度为 3~5mm）；模型表面硬度高，能耐受修复体制作过程中的磨损；模型表面光滑，容易脱模。

2. 模型的类型 根据模型的不同作用，可分为研究模型、工作模型、记存模型以及复制模型。

3. 模型材料的选择 目前临床常用的模型材料主要包括普通熟石膏、硬质石膏和超硬石膏等。

（1）普通熟石膏。熟石膏由生石膏经开放式加热脱水煅烧而成。临床使用时，先将水放入橡皮碗内，再逐渐放入石膏粉进行调拌。由于调拌时混水率高，材料的结构疏松、结晶体间的相互交结现象少，所以材料的硬度和强度均较低。主要用于研究模型、记存模型，以及用于制作树脂基托可摘局部义齿工作模型的灌注。

（2）硬质石膏。又称为普通人造石，是由生石膏密闭式加热脱水制成。由于该工艺脱水均匀，硬质石膏的纯度较高、结晶致密、混水率低，在强度和硬度方面均比普通熟石膏高。可用于制作金属支架可摘局部义齿和某些固定修复体的模型制作。

（3）超硬石膏。又称为高强度人造石，与硬质石膏相比，其纯度更高，晶体不变形，混水率比人造石低，凝固时体积变化小，硬度和强度比人造石大。一般用于制作需精密铸造的义齿模型，如较大型的固定桥、较复杂的各种嵌体（冠）、精密附着体义齿、金属支架可摘局部义齿等。

4. 模型的灌注 在取得准确印模后，根据使用目的不同应及时用普通熟石膏、硬质石膏或超硬石膏等模型材料进行灌注，以获得精确、高质量的工作模型。临床目前多采用一般灌注法和围模灌注法两种方法进行灌注。

5. 模型修整技术 从印模中分离出的模型应在石膏修整机上进行修整。修整时，必须握紧模型靠近砂轮进行加工，以防因抖动而损坏模型，也防止伤到自己。修整后的模型：上颌模型前面为尖形，下颌模型前面为弧形，基底面与𬌗平面平行，基底面至上颌腭部或下颌口底的厚度为10mm左右，模型侧壁与基底面垂直，并确保在黏膜皱襞外有3~5mm的宽度，以保护模型的边缘；基底面的后缘与中线成直角，上颌模型的后缘应达翼上颌切迹的后方，下颌应处于磨牙后垫的后方。

◆ 技术操作

一、学习要点

（1）掌握调拌石膏的水粉比例及调拌方法。

（2）掌握可摘局部义齿模型灌注及修整的方法。

二、操作规程

（一）简易流程

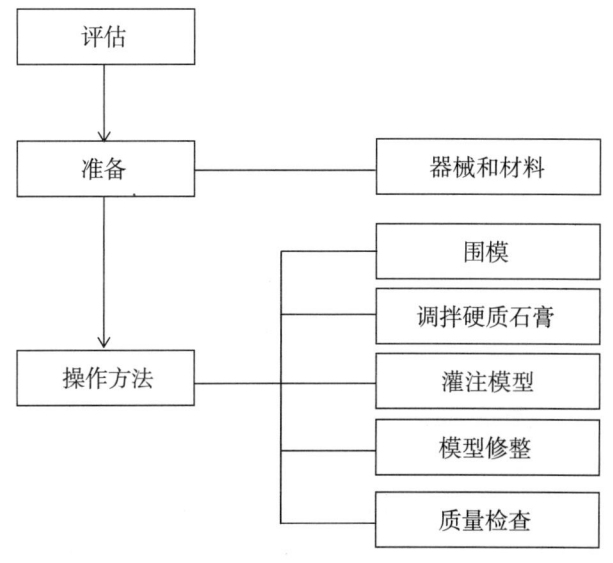

(二) 分步流程

评估

检查已制取的印模表面是否清晰、光滑，边缘是否圆钝、清晰、伸展到位，有无气泡等；对解剖标志部位重点检查，包括基牙、𬌗支托窝、隙卡沟、边缘伸展区及边缘封闭区。

准备

器械和材料

橡皮调拌碗、石膏调拌刀、蜡刀、模型振荡器、红蜡片、蜡条等。

操作方法

围模

用蜡条和蜡片等沿着印模的边缘将印模围绕起来，称为围模。先在距印模边缘 3～5mm 处，用直径 5mm 的黏蜡条将印模包绕一周。对于下颌印模则须先在舌侧包绕黏蜡条后，再用蜡片封闭相当于口底的位置。然后用蜡片沿黏蜡条外缘垂直包绕印模，使蜡片边缘高于印模最高点 10mm。用蜡封闭黏蜡条与蜡片间的间隙。将完成围模后的印模置于专用振荡器上，用调拌好的模型材料进行灌注。

调拌硬质石膏

需要使用专用的真空搅拌机，在真空条件下调拌石膏，调拌完成时可排出混入石膏浆的气泡。严格按照石膏生产厂家提供的水粉比例调和石膏，将称量好的水和石膏粉末依次倒入搅拌罐中用调拌刀进行初步搅拌（消除干粉状的石膏即可），然后将搅拌罐与真空搅拌机相连，开启机器，工作 20～40 秒后，即可灌注模型。

灌注模型

◆ 上下颌印模均应由印模的一端开始添加调拌好的石膏，杜绝从两侧灌注，避免两侧石膏材料相汇时产生气泡。将托盘与振荡器接触，分次少量添加石膏并振荡，通过振荡使石膏向另一端缓慢流动以排出空气。直至覆盖全部𬌗面。

◆ 逐渐添加石膏至模型底座厚度不少于 10mm，并修整外形。操作中应根据石膏黏稠度及时增加石膏的堆积量和堆积速度。

◆ 石膏材料在凝固过程中有明显的发热现象，随后冷却变硬。模型在 1 小时后完全凝固，此时可以脱模。石膏类模型通常在凝固后 24 小时才能达到最高强度。

模型修整

◆ 工作模型的修整。要求模型的基底面与𬌗面平行，周边与底部成 90°，模型最薄处至少达 10mm，模型的边缘超出印模 3～5mm；保留模型上重要的解剖标志；仔细去除模型上的石膏结节，如有小的气泡，可用较稀的石膏充填。

◆ 研究模型的修整。脱模后用石膏修整机磨去模型周围多余的部分，用雕刻刀修去模型上的石膏瘤。

◆ 记存模型的修整。确定上颌模型的高度后，测量上颌模型从尖牙牙尖到前庭沟的距离，再增加 1/3～1/2 的高度作为上颌模型的高度。用石膏模型修整机修整模型底部，使上颌模型底部与𬌗平面平行。再修整上颌模型周边，使前面形成尖形，两侧壁平行于前磨牙和磨牙颊尖的连线，后壁与底壁垂直。将上下颌模型按照咬合关系对好，用模型修整机修整下颌模型，使底壁与上颌模型的底壁平行，上下颌模型的高度约为上颌模型高度的 2 倍。下颌模型的后壁和侧壁都以上颌模型为标准进行修整，最后将下颌模型的前壁修成弧形，与牙弓形态一致。

质量检查

◆ 模型表面是否光滑清晰，有无缺陷。
◆ 模型范围大小应符合修复体制作要求。
◆ 模型应具有一定形状和厚度：模型基底面与𬌗平面大体平行，侧壁与基底面垂直，最薄处不小于 10mm，边缘宽度 3～5mm。
◆ 模型表面有较高的硬度，能耐受修复体制作过程中的磨损，且抗压强度较大。

三、注意事项

（1）在灌注模型前必须进行消毒，用于调拌模型材料的工具和装置必须清洁。

（2）严格按照模型材料的水粉比例进行调拌，不要随意添加水粉，以免影响材料的凝固性和膨胀率。

（3）不同种类的石膏不可混合使用，因为不同种类的石膏凝固时间各异，混合使用会使模型的质量明显下降。

（4）灌注模型时应从印模的最高点处开始灌注，使模型材料一小份一小份地自高处流向四周，以减少气泡的形成，使模型材料既能充满印模的每个细微部分，又可防止形成空腔。也可采用自一侧向另一侧灌注的方法。

（5）不同模型材料灌注模型后所要求的模型分离时间并不相同。过早从印模中分离模型可能会致模型的薄弱部分折断。一般情况下，普通熟石膏应在灌注模型后1小时、硬质石膏和超硬石膏应在灌注模型后6小时再分离模型。

（6）待石膏凝固后从印模中取出时，应先去除托盘周围多余的石膏，按先前设置的就位道的大致方向小心地把印模自模型上取下来。

（7）为防止孤立牙折断，可在灌注模型时事先在印模中该牙的部位插入小竹签或金属钉类物品以加强该石膏牙的强度；也可在脱模时先锯开托盘或用小火焰软化个别托盘的边缘，取下托盘后再去除印模材料。

（8）制作个别托盘时，应注意余留牙处的托盘边缘不宜过长。

链 接

一般灌注法

是指在制取印模并经消毒处理后，用按正确的水粉比混合并调拌均匀的模型材料直接灌注模型。灌注时，为了使模型材料均匀流入到印模的各部并减少气泡形成，一般将模型置于专用振荡器上，用手固定。也可不使用振荡器，仅在用手轻轻振荡下灌注模型。

考点提示

模型的基本要求：模型能反映口腔软硬组织的精细解剖结构，尺寸稳定、精度高，表面清晰、无缺陷；模型的范围大小应符合修复体制作的要求；模型应有一定的形状和厚度（模型的基底面与𬌗平面大体平行，侧壁与基底面垂直，最薄处不小于10mm，边缘宽度为3~5mm）；模型表面硬度高，能耐受修复体制作过程中的磨损；模型表面光滑，容易脱模。

思 考 题

1. 灌注石膏模型时，下列做法不正确的是（　　）

   A. 调好的石膏从印模的高处注入，流向低处

   B. 一般上颌从腭侧灌入，下颌从舌侧灌入

   C. 灌入时，应大量灌进去，以防空气排不出而形成气泡

D. 对于细长而倾斜的牙印模，可在相应的部位加入竹签以防石膏牙折断

E. 此过程最好使用振荡器

正确答案：C

答案解析：上下颌印模均应由印模的一端开始添加调拌好的石膏，杜绝从两侧灌注，避免两侧石膏材料相汇时产生气泡。将托盘与振荡器接触，分次少量添加石膏并振荡，通过振荡使石膏向另一端缓慢流动以排出空气，直至覆盖全部𬌗面。

2. 围模时，蜡片应该高于印模最高点多少以上（　　）

  A. 5mm   B. 8mm

  C. 10mm   D. 12mm

  E. 15mm

正确答案：C

答案解析：先在距印模边缘3～5mm处，用直径5mm的黏蜡条将印模包绕一周，再用蜡片沿黏蜡条外缘垂直包绕印模，使蜡片边缘高于印模最高点10mm。

3. 石膏模型灌注后，理想的脱模时间是（　　）

  A. 模型灌注后1～2小时内   B. 模型灌注后3～4小时内

  C. 模型灌注后5～7小时内   D. 模型灌注后8～10小时内

  E. 模型灌注后24小时内

正确答案：A

答案解析：石膏材料在凝固过程中有明显的发热现象，随后冷却变硬。模型在1小时后完全凝固，此时可以脱模。石膏类模型通常在凝固后24小时才能达到最高强度。

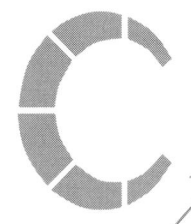

实训四

颌位关系记录

◆ 案例导入

案例1

缺牙不多,余留牙的上下牙合关系正常。

案例2

口内仍有可以保持上下颌垂直关系的后牙,但在模型上难以准确地确定牙合关系。

案例3

单侧或双侧游离端缺失,每侧缺失2颗牙以上,但仍有余留牙维持上下颌的垂直距离;或者是后牙缺失导致前牙覆牙合加深、垂直距离变小。

以上3个案例应如何确定颌位关系?

◆ 知识要点

牙列缺损后因缺牙的数量和缺牙的部位不同,颌位关系的确定方法亦不相同。确定颌位关系的方法有以下几种。

(1)在模型上利用余留牙确定颌位关系。此法简单,仅适用于缺牙不多,余留牙保持着正常的咬合关系时。

(2)利用蜡牙合记录确定颌位关系。适用于在口内仍有可以保持上下颌垂直关系的后牙,但在模型上较难确定准确的颌位关系时。

(4)利用牙合堤记录确定颌位关系。适用于双侧或单侧游离端缺失,且缺牙较多,不能通过余留牙确定垂直距离和正中关系者;或仅能确定垂直距离,不能确定正中关系者。

确定正确的颌位关系是制作可摘局部义齿的重要步骤。要在模型上制作出符合上下颌咬合关系的义齿,则必须在模型上准确地反映出上下颌牙之间的颌位关系。

◆ 技术操作

一、学习要点

(1)掌握各种颌位关系记录的方法。

(2)根据牙列缺损的不同情况能够确定相应的颌位关系记录方法。

二、操作规程

（一）简易流程

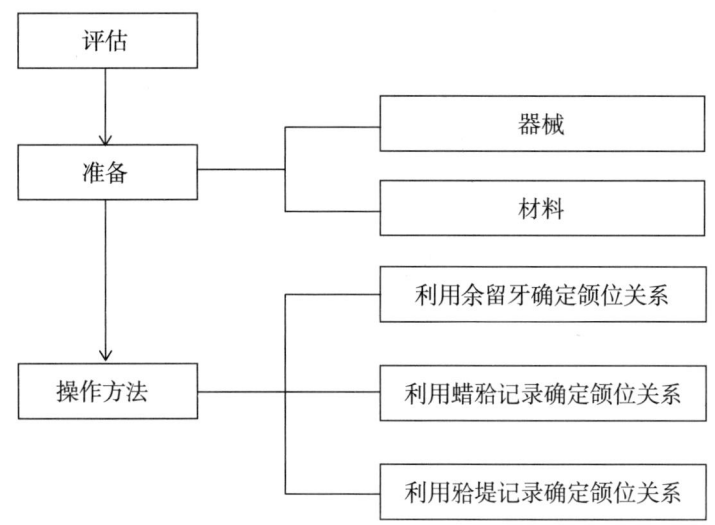

（二）分步流程

评估

检查模型缺牙区，根据缺牙的数量和缺牙的部位不同，选择颌位关系的确定方法。

准备

器械

雕刻刀、酒精灯、红蓝铅笔等。

材料

石膏模型、红蜡片、分离剂等。

操作方法

利用余留牙确定颌位关系

当缺牙较少，口腔内余留牙可保持正常的咬合关系时，只需将上下颌模型根据余留牙的𬌗面形态相互咬合，便可确定上下颌牙的正确位置关系，并用有色笔在模型上牙的颊面垂直画出上下颌的对位线，以此作为制作义齿时校对𬌗关系的参考。

利用蜡𬌗记录确定颌位关系

◆ 口内仍有可以保持上下颌垂直关系的后牙,但在模型上难以确定准确的𬌗关系者,可采用蜡𬌗记录确定正中颌位关系。

◆ 将红蜡片烤软,折叠成两层宽约 10mm 的蜡条,然后置于患者上下颌余留牙的𬌗面上,并嘱其做正中咬合。待蜡冷却硬固后,从口内取出,即为确定颌位关系的蜡𬌗记录。稍加修整蜡𬌗记录,将此记录放置于模型的相应位置上,根据咬合印迹对好上下颌模型,校对无误后,即可获得。

利用𬌗堤记录确定颌位关系

◆ 𬌗堤记录适用于缺牙多、余留牙较少,且余留牙局限在牙列的某一𬌗区,与对颌牙不能建立正常咬合关系的情况。如一侧或两侧多数后牙游离缺失,或上下颌牙交叉缺失的患者,虽然有时垂直距离尚可保持,但在模型上无法确定上下颌的咬合关系,可利用𬌗堤来记录上下颌牙的𬌗关系。

◆ 先在模型上的缺牙区制作暂基托和蜡堤(即𬌗托),然后放入患者口内,趁蜡𬌗堤尚软时嘱其做正中咬合,并反复校对𬌗关系的准确性。待其硬固后取出𬌗堤记录在冷水中冲洗,置于模型上,依照𬌗堤上形成的咬合印迹,对准上下颌模型,即得到正确的颌位关系记录。

◆ 当上下颌无对颌牙咬合接触时(如上颌牙列缺失和下颌牙列缺损,或后牙缺失,致使垂直距离过小,正常的垂直高度得不到维持),确定垂直颌位关系、正中咬合关系及检查正中颌位关系的方法参照全口义齿的颌位关系记录方法。

三、注意事项

(1)在模型上制作暂基托和𬌗堤时,不能损伤模型,而且要准确放入患者口内。

(2)𬌗堤记录应在口内冷却变硬后取出,然后置于模型上,依𬌗堤上形成的咬合印迹,对准上下颌模型。

链接

正中颌位是当天然牙存在时，上下牙列接触在一起，前牙呈正常覆𬌗覆盖，后牙𬌗面间呈尖窝交错的接触关系，此时的上下颌关系为最广泛接触。正中关系位是当下颌髁突位于关节凹居中偏后，而周围组织不受限的生理性后位时的上下颌关系。当天然牙缺失时，正中颌位会丧失，下颌没有牙列的支持和牙尖的锁结，这时，正中关系位成为唯一稳定的参考位。

考点提示

不同类型的病例如何选择不同的颌位关系记录方法；正中颌位与正中关系位的区别。

思考题

1. 某患者 $\frac{7654321 \mid 12345}{6543 \mid 1234567}$ 缺失时，为了在模型上建立正确的颌位关系，应采用哪种方法确定颌位关系（　　）

   A. 用咬蜡的方法记录余留牙的咬合关系
   B. 用𬌗堤记录垂直距离
   C. 用𬌗堤记录正中关系
   D. 用𬌗堤记录垂直距离与正中关系
   E. 以上均不是

   正确答案：D
   答案解析：𬌗堤记录适用于双侧或单侧游离端缺失，且缺牙较多，不能通过余留牙确定垂直距离和正中关系，或仅能确定垂直距离，不能确定正中关系者。

2. 以下哪种情况需要用蜡𬌗记录确定颌位关系（　　）

   A. $\underline{64 \mid 235}$ 缺失
   B. $\frac{8765 \mid}{\mid 1278}$ 缺失
   C. $\underline{\mid 678}$ 缺失
   D. $\frac{4321 \mid 1234}{7654 \mid 45678}$ 缺失
   E. $87654321 \mid 1234$ 缺失

正确答案：A

答案解析：蜡𬌗记录适用于在口内仍有可以保持上下颌垂直关系的后牙，但在模型上较难确定准确的𬌗关系时。

3. 关于可摘局部义齿颌位关系记录的方法，下列说法错误的是(　　)

  A. 利用余留牙的咬合关系确定上下颌的颌位关系

  B. 利用蜡𬌗记录确定上下颌的颌位关系

  C. 利用𬌗堤记录确定上下颌的颌位关系

  D. 利用前伸颌咬合法确定颌位关系

  E. 利用后牙咬合法记录确定颌位关系

正确答案：D

答案解析：可摘局部义齿颌位关系记录的方法只有 A、B、C 三项。

实训五

上饸架

◆ **案例导入**

医师设计单及患者模型：36、37、45、46 缺失。

义齿类型：铸造支架式可摘局部义齿。

基牙：35、44、47 为基牙，44 远中与 47 近中放置𬌗支托。

基牙上直接固位体的类型：44、47 三臂卡环，35 RPI 卡环。

大连接体：舌杆。

◆ **知识要点**

1. 平均值𬌗架 平均值𬌗架是按人体上下颌骨的平均值设置的髁球间距、前伸及侧方髁导斜度、鲍威尔三角、定位平面斜度、切导斜度，从而在体外模拟下颌运动的器具。

2. 平均值𬌗架的组成 包括上颌体、下颌体、架环、切导针、切导盘、𬌗平面板等。

3. 上颌体 按鲍威尔三角及定位平面的平均值把上颌模型固定在上颌体。上颌体上装载了相当于人体关节盘的结构，由此模拟引导下颌运动。

4. 下颌体 下颌体用于固定下颌模型。下颌体上装载了相当于人体平均值髁距的髁球，用于模拟下颌运动。

5. 架环 架环分别装载在上下颌体上，其作用是通过磁铁的吸力或螺丝，把上下颌模型分别固定在上下颌体的正确位置。

6. 切导针 切导针是平均值𬌗架维护正确的垂直距离并引导下颌运动的组成部分。

7. 切导盘 切导盘代表了切道斜度。当切导盘的角度发生变化，覆盖、覆𬌗也随之改变。

8. 𬌗平面板 𬌗平面板的位置与假想𬌗平面一致，其上有中线与中切牙切缘线。通常𬌗平面板也是排列人工牙的重要参照物之一。

◆ **技术操作**

一、学习要点

按照相对于人体平均值的位置，把工作模型按照颌位关系记录固定在平均值𬌗架上。

二、操作规程

（一）简易流程

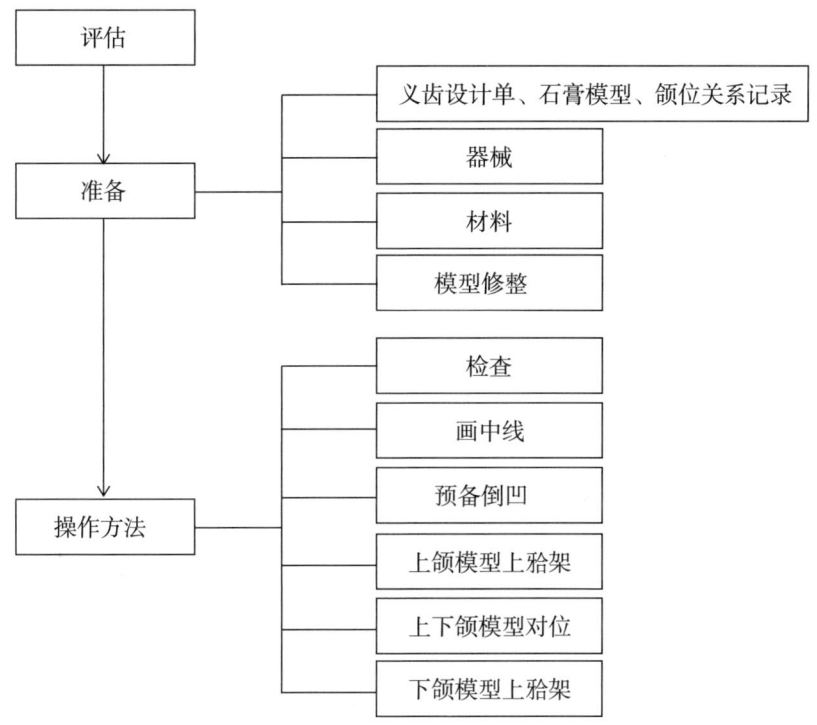

（二）分步流程

▎评估

- ◆ 检查模型上基牙、缺牙区及义齿覆盖部分有无气泡、石膏小瘤等，要求模型无瑕疵。
- ◆ 检查上下颌模型是否有良好的咬合关系，要求咬合关系良好。
- ◆ 检查基牙预备情况是否符合要求

▎准备

▎▎义齿设计单、石膏模型、颌位关系记录▎▎

▎▎器械▎▎

平均值𬌗架、蜡成形刀、雕刻刀、石膏调拌刀、橡皮碗等。

材料

石膏、橡皮筋等。

模型修整

修除模型上的石膏小瘤，填充模型上的小气泡。

操作方法

检查

◆ 根据义齿设计单的要求对工作模型进行逐项确认，并对模型进行修整，如刮除小瘤、填补气泡；核准咬合关系及基牙预备情况等。

◆ 检查平均值𬌗架各部的固定螺丝是否已锁紧；检查切导针是否已正确归零；检查切导针是否能在前伸运动、侧方运动后流畅地回到正中𬌗位。

画中线

在上下颌模型上画正确的中线，并延伸至模型侧臂上。

预备倒凹

在模型后牙区的左右侧各预备一个朝前、一个朝后的倒凹。

上颌模型上𬌗架

◆ 在下颌体上装载𬌗平面板。

◆ 把上颌模型放置在𬌗平面板上，与中线一致；上中切牙切缘与𬌗平面板上的切缘线一致。在上颌模型的不稳定之处填塞橡皮泥，直到上颌模型稳定。

◆ 为降低石膏的固化膨胀，调和石膏时需适度提高水的比例，或使用零膨胀石膏。

◆ 用石膏填塞上颌模型底部的倒凹。

◆ 用石膏填塞上颌体架环上四周的倒凹，防止后续操作过程中模型脱落。

◆ 在上颌模型石膏底部添加石膏。

◆ 缓缓合拢上颌体，直到切导针触及切导盘。

◆ 用毛笔或手指去除过剩的石膏。

◆ 为防止切导针升高，上𬌗架后立即用橡皮筋捆绑上下颌体。

上下颌模型对位

- 检查切导针是否与切导盘接触，如未接触，需重新上上颌模型。
- 上颌体的石膏固化后，撤除橡皮筋，打开𬌗架，撤除𬌗平面板。
- 用𬌗托把上下颌模型正确对位后合拢。
- 在正确的对应位置用废车针或小木棒固定上下颌模型。

下颌模型上𬌗架

- 为降低石膏的固化膨胀，调和石膏时需适度提高水的比例，或使用零膨胀石膏。
- 倒置𬌗架，用石膏填塞下颌模型底部的倒凹。
- 用石膏填塞下颌体铁板上四周的倒凹，防止后续操作过程中模型脱落。
- 在下颌模型石膏底部添加石膏。
- 缓缓合拢下颌体，直到切导针触及切导盘。
- 用毛笔或手指去除过剩的石膏。
- 为防止切导针升高，上𬌗架后立即用橡皮筋捆绑上下颌体。
- 石膏固化后，若切导针未接触切导盘，需重新上下颌模型。

三、注意事项

（1）注意上𬌗架的石膏不得滞留在模型底面之外及颌位关系记录上。

（2）注意石膏的粉液比例，原则上水的比例越高，石膏的固化膨胀越小，但操作难度也越大。

（3）注意上下颌模型对位的正确性，若模型上的小瘤未去除干净，则无法正确对位。

（4）若石膏未填塞住铁板四周的倒凹，后续操作中，模型可能会从𬌗架上脱落。

（5）注意石膏未固化时，若需移动𬌗架，需非常谨慎。

链 接

> 𬌗架又称咬合器，是模仿上下颌和颞下颌关节，用以固定上下颌模型和颌托，并可在一定程度上模拟上下颌运动的一种仪器。下颌基本的运动类型有前伸运动和侧方运动。根据下颌的运动程度，𬌗架可分为：简单𬌗架、平均值𬌗架、半可调𬌗架、全可调𬌗架。

◆ 考点提示

平均值𬌗架的组成及上𬌗架的步骤。

◆ 思考题

1. 下列哪项不属于𬌗架的组成部分(　　)

　　A. 架环　　　　B. 切导针　　　　C. 𬌗平面板　　　　D. 切导盘

　　E. 橡皮筋

正确答案：E

答案解析：𬌗架的组成部分包括架环、切导针、切导盘、𬌗平面板和中线指针等。

2. 粉液比例中，普通石膏的比例越大，切导针与切导盘的关系就(　　)

　　A. 越不容易脱离　　　　　　　B. 越容易脱离

　　C. 越紧密　　　　　　　　　　D. 不确定

　　E. 以上均可发生

正确答案：B

答案解析：普通石膏的粉液比例中，石膏越多，固化膨胀越大，切导针与切导盘越容易脱离。

3. 下列关于平均值𬌗架说法错误的是(　　)

　　A. 是按人体上下颌骨的平均值设置的髁球间距、前伸及侧方髁导斜度、鲍威尔三角、定位平面斜度、切导斜度，从而在体外模拟下颌运动的器具

　　B. 使用时，患者的𬌗平面与鼻翼耳屏线大致成30°夹角

　　C. 使用时，在冠状面，患者的瞳孔连线与𬌗平面平行

　　D. 使用时，患者的髁导斜度不可过大也不可过小

　　E. 以上说法均错误

正确答案：B

答案解析：使用时患者的𬌗平面与鼻翼耳屏线大致平行。

实训六

铸造支架工作模型设计

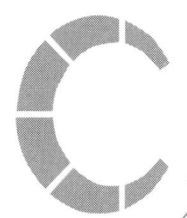

◆ **案例导入**

医师设计单及模型：36、37、45、46 缺失。

义齿类型：铸造支架式可摘局部义齿。

基牙：35、44、47 为基牙，44 远中与 47 近中放置殆支托。

基牙上直接固位体的类型：44、47 三臂卡环，35 RPI 卡环。

大连接体：舌杆。

◆ **知识要点**

1. 模型观测器 用来确定基牙牙面及模型其他区域的倒凹区和非倒凹区，以便确定卡环类型及基托范围，即确定义齿的共同就位道。

2. 模型观测器的组成 由分析杆、支架、观测台和观测器附件等四个部分组成。分析杆能够垂直升降，上端固定在横臂上，下端有测绘用的铅芯，可在基牙各个轴面上做旋转运动；支架通过横臂将分析杆固定在水平方向，并支持观测台；观测台用以固定模型，可以在前后、左右方向上做倾斜运动。

3. 观测器附件 测量规、锥度规（通常有 0°、2°、4° 与 6°）、倒凹测量尺（通常有 0.75mm、0.5mm、0.25mm）、电蜡刀、成形刀、描记铅笔芯和笔芯鞘等。

4. 测量规 用于测量余留牙及软组织的倒凹情况，以确定义齿就位道方向。

5. 倒凹测量尺 用于测量基牙倒凹深度的工具，通常有 0.75mm、0.5mm、0.25mm 三种规格（不同材料、不同类型的卡环固位臂需要进入倒凹的深度不同）。

6. 观测线 又称导线，是指把模型固定在观测台上，分析杆与基牙颊面或舌面触点的连线。当分析杆与牙长轴方向一致时，转动分析杆，所画出的观测线与基牙外形高点线完全重叠。观测线以上的部分为基牙的非倒凹区，观测线以下的部分为基牙的倒凹区。

◆ **技术操作**

一、学习要点

（1）确定可摘局部义齿的共同就位道。

（2）在基牙上画出导线，并根据导线类型确定卡环的种类。

（3）确定可摘局部义齿基托的伸展范围。

二、操作规程

（一）简易流程

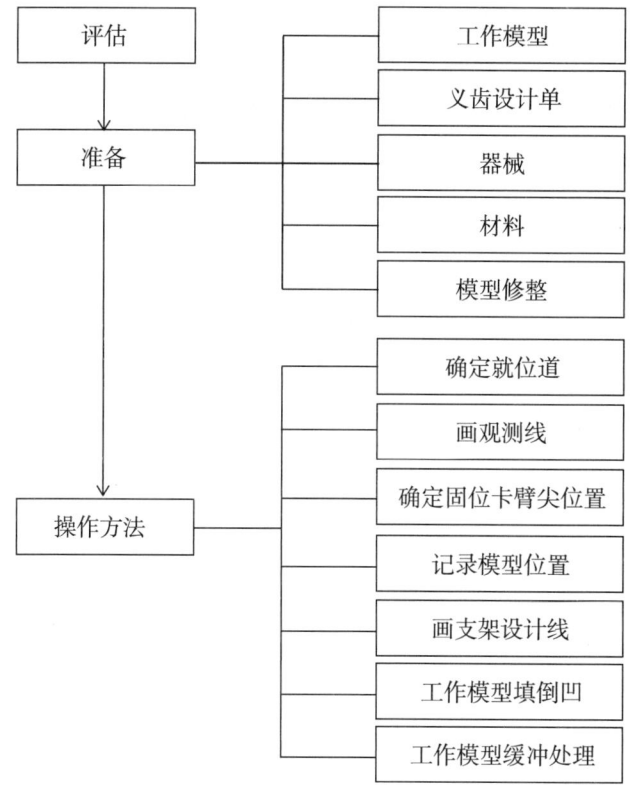

铸造支架工作模型设计

（二）分步流程

▎评估

◆ 检查模型上基牙、缺牙区及义齿覆盖部分有无气泡、石膏小瘤等，要求模型无瑕疵。

◆ 检查上下颌模型是否有良好的咬合关系，要求咬合关系良好。

◆ 检查基牙预备情况是否符合要求。

▎准备

▎工作模型

36、37、45、46 缺失的工作模型。

义齿设计单

铸造支架式可摘局部义齿。35、44、47 为基牙；44 远中与 47 近中放置𬌗支托；44、47 三臂卡环、35 RPI 卡环；大连接体为舌杆。

器械

模型观测器、雕刻刀、蜡刀、酒精灯、红蓝铅笔等。

材料

阻断蜡、薄蜡片等。

模型修整

修除模型上的石膏小瘤，填充模型上的小气泡。

操作方法

确定就位道

◆ 将修整好的工作模型平放并固定在观测台上，调整观测台的倾斜角度，使模型的𬌗平面与垂直分析杆相垂直。

◆ 根据缺牙的部位、余留牙的倾斜度、牙槽嵴的丰满度及唇颊侧组织倒凹的大小等，采用平均倒凹的方法调整观测台倾斜角度，调整好后固定此角度。

◆ 将测量规固定在分析杆上进行分析，测量余留牙及软组织倒凹状况，以决定义齿就位道方向。此时测量规的垂直方向即为义齿的最终就位道。

画观测线

◆ 将铅笔芯与笔芯鞘固定在分析杆上，描记出基牙和牙槽嵴的观测线和倒凹边界线。

◆ 描记时，使铅笔芯的侧面及尖端与外形高点及其下方牙龈或黏膜组织相接触，以确定倒凹位置和填倒凹的范围，明确不利倒凹，确定基托范围。

确定固位卡臂尖位置

腭皱外形，是在上颌基托的腭侧模拟腭中缝两侧黏膜横形排列的不规则突起形成的，不仅符合生理要求，而且有利于发音和增加真实感。形成腭皱的方法，可采取典型皱模型复制，也可采用雕刻成形和滴蜡成形的方法。由于腭皱处凸凹不平，不易抛光，应特别注意不能粗糙。

记录模型位置

锁定垂直分析杆的高度后，用铅芯的尖端在模型的前方及后方左右两侧标记3个等高点，以便再观测时恢复模型的原始位置和原始就位道。注意各标记点均应避开义齿支架的位置。

画支架设计线

- 根据义齿设计单的要求，使用红蓝铅笔将铸造义齿支架的大连接体舌杆、𬌗支托、小连接体、固位体、邻面板、加强带、网状连接体、支架支点精确地画在模型上。
- 在工作模型上需要填倒凹的部位，使用蓝色铅笔画斜线标记。

工作模型填倒凹

- 基牙卡环臂下方倒凹填充。将阻断蜡熔化填充在基牙观测线与倒凹边界线之间的区域，颊侧不应超出颊轴面角。
- 填充后再次将模型固定在观测台上，根据标记的3个等高点找回原始倾斜角度，并固定此角度。
- 利用加热后的0°或2°锥度规去除多余的倒凹填充材料（阻断蜡），并保持其表面的平整。
- 在卡环线下方制作蜡卡环台阶，以便将卡环在基牙上的位置清晰地反映到复制模型上，便于熔模制作。
- 填充基牙以外区域的倒凹，包括余留牙舌侧龈缘、外展隙、深的牙间隙、唇颊侧前庭和妨碍义齿就位的软组织倒凹，以便工作模型从复模材料中顺利取出。

工作模型缓冲处理

- 基托固位网缓冲。将0.5～1mm厚的缓冲蜡片烤软后铺在缺牙区的牙槽嵴上，缓冲蜡边缘止于35、44基牙远中和舌侧及47基牙近中所画的支架内终止线处，距离基牙邻面倒凹边缘线2mm。切除多余蜡片后，用热蜡刀封闭边缘，将蜡片固定在模型上，并保持蜡片边缘厚度，边缘侧面与外表面角度不大于90°，形成明显的内台阶。
- 杆型卡环缓冲区。在杆型卡环与基牙接触点下方倒凹区及与黏膜相对应的区域适当加蜡进行缓冲（约0.3mm厚）。

- 基托覆盖区的骨尖、硬区及尚未完全愈合的组织，视情况进行加蜡缓冲。
- 组织终止点的制作。在36、37牙槽嵴顶处的缓冲蜡上刻出一个2mm×2mm的洞，暴露牙槽嵴组织面。

三、注意事项

（1）石膏模型底座应按要求修整。
（2）模型锁定在观测台上要稳固。
（3）各种标志线要清楚，模型上支架各部分的设计线要精确。
（4）成品蜡的平面与耐火材料模型表面要紧密相贴。
（5）成品蜡之间的粘接要密合。

链 接

可摘局部义齿的就位道

由于基牙的位置、形态、倾斜度、倒凹大小都不相同，因此，必须用观测仪观测基牙和组织倒凹大小，并在基牙上画出观测线，以确定义齿的共同就位道。

1. 义齿就位道的类型 虽然各类义齿的摘戴方向和角度都存在一定的差异，但是也有规律，基本上可分为平行戴入、斜向戴入和旋转戴入。

2. 选择就位道的原则 尽量避开妨碍义齿就位的软硬组织的不利倒凹，争取主基牙画出第Ⅰ类导线，并照顾前牙的美观。

考点提示

在可摘局部义齿的制作过程中，利用观测仪对模型进行分析设计非常重要，需要掌握观测仪的正确使用方法。

思考题

1. 绘制支架框图时，需要在模型上绘制出来的内容中，错误的是（　　）
   A. 固位体的位置和形态　　B. 缓冲区的厚度
   C. 卡环臂的走向　　D. 网状支架位置
   E. 基托的边缘线

正确答案：B

答案解析：绘制支架框图时，需要在模型上绘制出来的内容包括固位体的位置和形态、卡环臂的走向、基托的边缘线、网状支架位置、船支托和大小连接体。

2. 卡环设计中，对保护口腔软硬组织的健康，不利的方式为（　　）

  A. 尽量暴露基牙的牙面

  B. 对于大支架，采用6个卡环保证固位、稳定

  C. 利用可使用的天然间隙

  D. 孤立牙和错位牙一般情况下不选作基牙

  E. 尽量少磨除牙体组织

正确答案：B

答案解析：对于大支架，采用不超过4个（组）卡环为宜。

3. 下列哪项不属于观测器的分析工具（　　）

  A. 分析杆　　　　　　　　B. 碳标记杆

  C. 倒凹测量尺　　　　　　D. 锥度规

  E. 铣刀

正确答案：E

答案解析：铣刀是用于填补倒凹后，清除多余倒凹材料的工具。

4. 基牙向缺隙相反的方向倾斜时，基牙上所画的观测线为（　　）

  A. 一型观测线　　　　　　B. 二型观测线

  C. 三型观测线　　　　　　D. 四型观测线

  E. 五型观测线

正确答案：A

答案解析：基牙向缺隙相反的方向倾斜时，基牙上所画的观测线为一型观测线。

5. 在临床上应用最广泛，绝大部分牙列缺损时均可采取的修复支架类型为（　　）

  A. 全金属型　　　　　　　B. 金属基托型

  C. 金属支架型　　　　　　D. 网状加强型

  E. 金属板状型

正确答案：C

答案解析：金属支架型在临床上应用最广泛，绝大部分牙列缺损时均可采用。

6. 关于铸造支架优点的说法中，错误的是（　　）

  A. 坚固，不易损坏

  B. 体积小巧，异物感少

  C. 设计灵活，可以满足各种缺牙形式的修复要求

D. 有利于保持余留牙的生理按摩作用，促进牙周组织健康

E. 金属可以少量吸水，无异味

正确答案：E

答案解析：与传统基托相比，金属不吸水，无异味。

7. 前腭杆的前缘距离余留牙牙龈缘至少应为( )

A. 2mm
B. 3mm
C. 4mm
D. 5mm
E. 6mm

正确答案：E

答案解析：前腭杆的前缘距离余留牙牙龈缘至少应为6mm，以保持软组织健康。

实训七

铸造支架耐火材料模型的翻制

◆ **案例导入**

医师设计单及完成设计的工作模型：36、37、45、46 缺失。

义齿类型：铸造支架式可摘局部义齿。

基牙：35、44、47 为基牙，44 远中与 47 近中放置殆支托。

基牙上直接固位体的类型：44、47 三臂卡环，35 RPI 卡环。

大连接体：舌杆。

◆ **知识要点**

1. 琼脂印模材料 琼脂印模材料是一种可逆性的弹性水胶体，主要成分为琼脂。该材料的特性是在一定温度条件下由凝胶变成溶胶，或又由溶胶变成凝胶，可反复使用。

2. 琼脂熔化机 用于熔化琼脂印模材料，并将熔化的琼脂印模材料注入复模盒。其拥有自动加热、自动搅拌、自动冷却、自动恒温功能，最高加热温度不超过 60℃，灌注温度为 38～42℃。

3. 磷酸盐耐火材料 由耐高温的材料和结合剂组成。耐高温的材料是 α-方石英、石英，或两者混合物；结合剂为磷酸盐及金属氧化物。

4. 磷酸盐耐火材料的膨胀性能 包括固化膨胀、热膨胀、吸水膨胀，其综合膨胀率为 1.3%～2.0%。

5. 全自动真空搅拌机 主要用于搅拌石膏或包埋材料与水的混合物。混合物在真空状态下搅拌，可防止产生气泡，使灌注的模型或包埋铸件精确度提高。

◆ **技术操作**

一、学习要点

（1）在耐火材料工作模型上制作蜡型以便带模铸造，模型可耐高温而不至于被烧坏。

（2）利用耐火材料在凝固和焙烧时的膨胀性能，补偿钴铬合金熔化后的冷却收缩。

二、操作规程

（一）简易流程

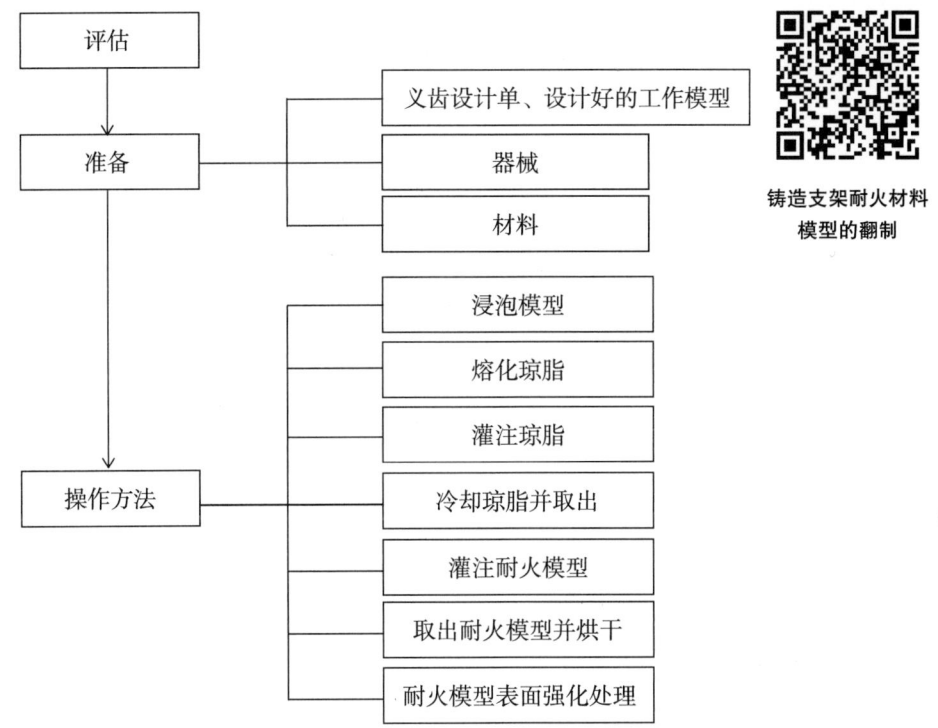

铸造支架耐火材料模型的翻制

（二）分步流程

评估

◆ 检查工作模型填充倒凹的情况，包括基牙卡环臂下方倒凹填充、基牙以外区域的倒凹填充。

◆ 检查工作模型缓冲区域的处理，包括：基托固位网的缓冲，基托覆盖区的骨尖、硬区的缓冲，拔牙创的缓冲。

◆ 检查组织终止点是否制作。

准备

义齿设计单、设计好的工作模型

器械

复模型盒、琼脂熔化机、振荡器、真空搅拌机、烤箱、调拌罐、石膏调拌刀、雕刻刀、天平、量筒等。

材料

工作模型、琼脂印模材料、磷酸盐包埋材料、蜂蜡等。

操作方法

浸泡模型

- 将准备好的工作模型放在35℃左右的水或石膏饱和溶液中浸泡15~20分钟。
- 取出模型，用吸水纸将模型表面的水分吸干。
- 将浸泡后的模型放入复模型盒的底座上，并用蜡加以固定，然后盖上复模型盒的上部。

熔化琼脂

- 将大块的琼脂印模材料切碎，并放入琼脂熔化机内。
- 按要求操作琼脂溶解机熔化琼脂，最高加热温度不超过60℃；熔化后的琼脂温度降至50~55℃时进行灌注。

灌注琼脂

将50~55℃的液态琼脂印模材料通过复模型盒上的灌注孔慢慢灌入复模型盒内，使琼脂充满模型各部，直至灌满为止。

冷却琼脂并取出

- 灌注后，将复模型盒在室温下冷却20~30分钟；然后再将型盒放入水中冷却，水深约为型盒高度的1/3，使琼脂印模材料自下而上逐渐冷却。
- 20分钟后再加水，使整个型盒浸泡在水中，直至琼脂完全凝固后方可取出型盒。
- 去掉型盒底座，用雕刻刀去除模型底部周围多余的琼脂，脱出模型并对印模进行检查，观察印模有无气泡或裂纹，表面是否清晰；吹掉印模上的异物，并检查石膏模型上有无粘连的琼脂。

灌注耐火模型

选用磷酸盐包埋材料，按产品要求的粉液比例称量好专用液和粉，倒入调拌罐中，手动调拌均匀后（约15秒），再使用真空搅拌机调拌60秒，以免产生气泡。将复模型盒置于振荡器上，把搅拌好的包埋材料从琼脂印模的最高位灌注到琼脂印模中，直至灌满印模。

取出耐火模型并烘干

◆ 磷酸盐包埋材料模型45～60分钟后凝固，轻轻切开琼脂印模，取出耐火材料模型并检查其完整性。

◆ 将耐火材料模型放入80～100℃的烤箱内干燥2小时。

耐火模型表面强化处理

◆ 从烤箱内取出模型，立即放入120℃熔化的蜂蜡中，浸泡15秒。

◆ 取出浸蜡后的模型，放入100℃烤箱中烘烤10分钟，使模型上残留的蜂蜡均匀吸收或挥发干净。

◆ 取出模型自然冷却待用。

三、注意事项

（1）掌握好琼脂材料的灌注温度，认真检查琼脂印模是否清晰完整。

（2）从琼脂中取出耐火材料模型时，动作要轻，以免损伤模型。

（3）干燥模型的温度不宜过高。

◆ 链　接

1. 琼脂印模材料的成分　组成琼脂印模材料的主要成分为琼脂（基质）、高岭土（填料）和水（分散介质），其他成分有甘油（增塑剂）、硫酸钾（硬化剂）、硼砂（增稠剂）和麝香草酚（防腐剂）等。

2. 琼脂印模材料的转化原理　琼脂印模材料是热塑性材料，在60～70℃时熔化为液胶，冷却降温至36～40℃时凝固为半固态的凝胶，液胶和凝胶可以多次相互转化。

3. 琼脂印模材料的特点　与藻酸盐印模材料相比，其具有流动性好、精确度高和不易变形的优点，但也存在操作不方便、强度差等缺点。

4. 琼脂印模材料的尺寸稳定性　用琼脂印模材料复制的印模，容易失去水分而体积收缩、吸收水分而体积膨胀，因此要求复制后应尽快灌注模型。

◆ 考点提示 ◆

翻制耐火材料工作模型的目的是在耐火材料工作模型上制作蜡型以便带模铸造，模型可耐高温而不至于被烧坏。同时利用耐火材料在凝固和焙烧时的膨胀性能补偿钴铬合金熔化后的冷却收缩。在翻制过程中任何对模型精度有影响的操作都会对义齿有很大的影响，需要准确掌握操作技术。

◆ 思考题 ◆

1. 下列哪项不是耐高温模型浸蜡的目的(　　)

　　A. 增加模型表面的强度　　　　B. 使支架熔模紧密贴合在铸型上
　　C. 封闭耐高温模型上的微孔　　D. 留出空隙，以便铸造时空气逸出
　　E. 使模型看上去更美观

正确答案：E

答案解析：耐高温模型表面浸蜡的目的：①增加模型表面的强度，使之在制作支架熔模时不易受到损害；②使支架熔模紧密贴合在铸型上；③封闭耐高温模型上的微孔，避免以后包埋材料的液体被吸入；④待高温去蜡后留出空隙，以便铸造时空气逸出。

2. 耐火（包埋）材料调拌粉液混合时，应将液体的温度控制在(　　)

　　A. 10℃左右　　　　　　　　B. 20℃左右
　　C. 30℃左右　　　　　　　　D. 40℃左右
　　E. 45℃左右

正确答案：B

答案解析：耐火（包埋）材料调拌粉液混合时，应将液体的温度控制在20℃左右，以免影响模型精度。

3. 包埋材料调拌时的注意事项，错误的是(　　)

　　A. 粉液混合前，须严格进行称量
　　B. 粉液混合时，应当将粉倒入液体中
　　C. 粉液混合时，应将液体的温度控制在20℃左右
　　D. 粉液调拌时，应尽可能排出气泡
　　E. 调拌时间越长越好，便于排出气泡

正确答案：E

答案解析：包埋材料调拌时调拌时间不宜过长，过度调拌会影响材料的热膨胀。

4. 翻制耐火材料工作模型的目的，错误的是(　　)

A. 模型可耐高温而不至于被烧坏

B. 利用耐火材料在凝固时的膨胀性能补偿钴铬合金熔化后的冷却收缩

C. 利用耐火材料在焙烧时的膨胀性能补偿钴铬合金熔化后的冷却收缩

D. 在耐火材料工作模型上制作蜡型以便带模铸造

E. 节省材料

正确答案：E

答案解析：翻制耐火材料工作模型的目的：①模型可耐高温而不至于被烧坏；②利用耐火材料在凝固和焙烧时的膨胀性能补偿钴铬合金熔化后的冷却收缩；③在耐火材料工作模型上制作蜡型以便带模铸造。

5. 关于琼脂印模材料说法不正确的是(　　)

A. 琼脂印模材料是一种可逆性的弹性水胶体

B. 主要成分为琼脂

C. 在一定温度条件下由凝胶变成溶胶

D. 可反复使用

E. 不可反复使用

正确答案：E

答案解析：琼脂印模材料是热塑性材料，在60~70℃时熔化为液胶，冷却降温至36~40℃时凝固为半固态的凝胶，液胶和凝胶可以多次相互转化，可反复使用。

实训八

铸造支架熔模的制作

◆ **案例导入**

医师设计单和耐火材料模型：36、37、45、46 缺失。

义齿类型：铸造支架式可摘局部义齿。

基牙：35、44、47 为基牙，44 远中与 47 近中放置𬌗支托。

基牙上直接固位体的类型：44、47 三臂卡环，35 RPI 卡环。

大连接体：舌杆。

◆ **知识要点**

1. 支架蜡型材料　铸造支架的用蜡，一般是采用预制成一定形态和规格的各种薄蜡片、花纹蜡、蜡线条、卡环蜡和网格蜡等组合而成，或是一般的铸造蜡。

2. 蜡型制作方法

（1）成品蜡型组合法。将各种成品或半成品的蜡型预制件加热软化后贴合在模型表面成形。

（2）滴蜡成形法。用蜡刀将铸造蜡熔化后自由塑形，滴成所需的支架形状。

（3）混合成形法。采用滴蜡和成品蜡型混合成形的方法，既有预制蜡件，又有滴蜡成形的部分，如卡环、𬌗支托等支架成形方法。

3. 带模铸造　在耐火材料模型上制作支架蜡型，然后连同模型一起包埋铸造的方法，称为带模铸造。目前是大中型金属支架制作的最常用方法。

◆ **技术操作**

一、学习要点

（1）熟悉支架蜡型制作的步骤和方法。

（2）学会正确选择蜡型预制件制作蜡型。

二、操作规程

（一）简易流程

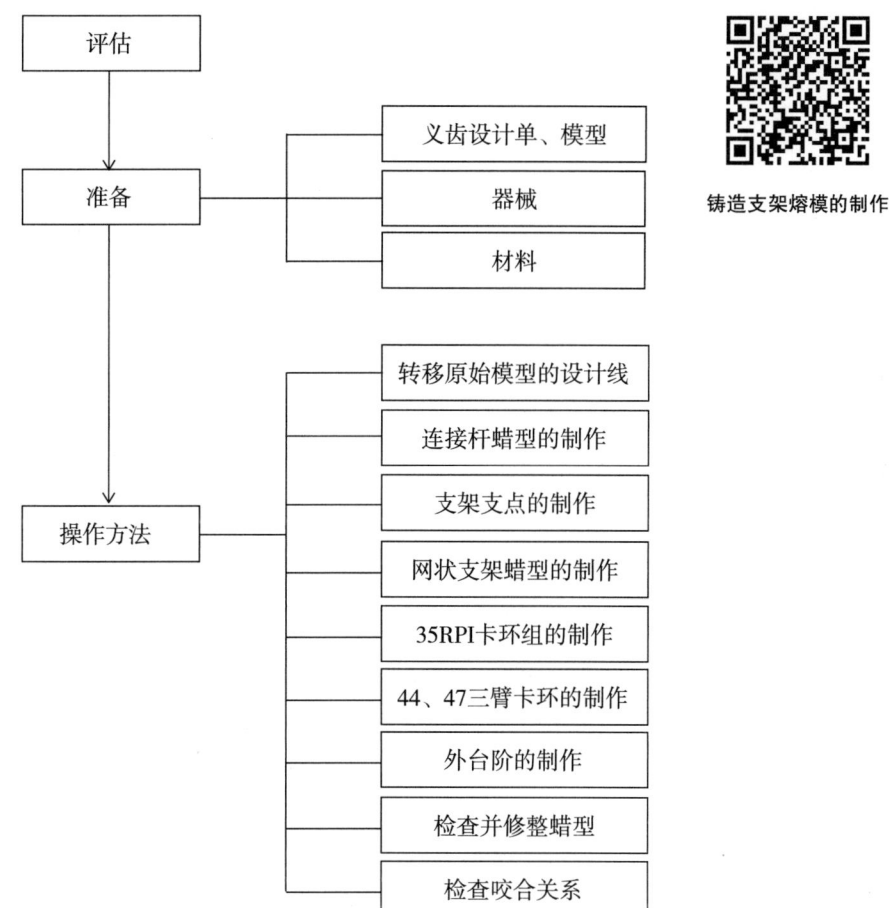

铸造支架熔模的制作

（二）分步流程

📑 **评估**

- ◆ 耐火材料模型上基托范围是否清晰完整，模型有无气泡、缺损。
- ◆ 上下颌模型咬合关系是否良好。

📑 **准备**

▎义齿设计单、模型▎

义齿设计单、耐火材料模型及对颌模型。

器械

雕刻刀、蜡刀、红蓝铅笔、橡胶笔、手术刀、毛刷、酒精灯、熔蜡喷灯等。

材料

耐火材料模型、预制成的舌杆蜡、蜡线条、卡环蜡和网格蜡等各种铸造蜡及蜡粘剂。

操作方法

转移原始模型的设计线

以36、37、45、46缺失的工作模型为例，根据设计单和原始模型设计，用有色铅笔在耐火材料模型的相应部位复画出卡环、舌杆、小连接体、邻面板、金属网状支架等义齿支架的位置和形状。在复画线时不能损伤耐火材料模型。在需要粘贴成品蜡的相应部位涂布蜡粘剂，以便蜡型制作。

连接杆蜡型的制作

按照模型上所画连接杆（舌杆）的位置，将4mm宽的成品舌杆蜡轻轻贴于模型上大连接体的位置，用橡胶笔压贴合，舌杆两端向后增宽。用熔蜡封闭舌杆上下边缘，避免包埋时包埋材料渗入舌杆组织面。舌杆两侧末端与内台阶相连，并将内台阶用蜡填平（一般舌杆可选用4mm宽的半梨状成品蜡条；后腭杆可选用3～4mm宽的半圆形成品蜡条；前腭杆可选用宽约8mm、厚约1mm的蜡件；也可以使用滴蜡法单独制作蜡型）。

支架支点的制作

在模型上的36、37缺隙处，用蜡将支架支点处大小为2mm×2mm的方孔填平。

网状支架蜡型的制作

- 在模型缺隙区的牙槽嵴顶部铺置网状支架蜡，其范围应小于基托树脂的范围。用橡胶笔将蜡网加压贴合在模型表面，再用蜡刀切去正常范围以外的部分。用直径为1mm的蜡线将蜡网舌侧下缘封闭以起到增力作用。

- 与舌杆相连处用热蜡连接。

| **35RPI 卡环组的制作** |

按照支架外形线位置，用蜡液滴塑出近中殆支托及远中导板平面，远中导板平面颊侧边缘厚 0.5mm、舌侧边缘厚 1mm。小连接体用直径为 1.5mm 的蜡线制作，从殆缘向下逐渐变宽、加厚，与舌杆相连。使用成品卡环蜡制作 I 杆及延伸臂。I 杆的宽、厚均为 1.5mm，延伸臂的宽度和厚度逐渐增加至 2mm。

| **44、47 三臂卡环的制作** |

◆ 殆支托蜡型的制作。用蜡勺直接取蜡液滴塑在殆支托窝内，并雕刻成勺形，在殆缘处折向缺牙区制作出连接体的下降部分。

◆ 颊、舌侧卡环臂的制作。选用与模型上基牙相适应的成品卡环蜡，经微热变软后，在基牙卡环台阶上粘贴成品卡环蜡，用橡胶笔按压表面使其密合。然后在邻近舌侧 2/3 处用蜡液滴塑使其与殆支托、卡环体下缘和蜡网相连。

◆ 根据咬合关系调整殆支托、卡环体的外形和厚度。

| **外台阶的制作** |

在舌杆与扁平网状连接体的连接处做出外台阶，角度应不大于 90°。内外台阶应错开制作并具有足够强度。用雕刻刀切去多余的蜡，最后用熔蜡封闭边缘。

| **检查并修整蜡型** |

检查成品蜡之间的粘接是否密贴，并修整外形和厚度。蜡型的整体修整完成后用熔蜡喷灯吹光表面。

| **检查咬合关系** |

熔模完成后再次检查咬合关系，去除熔模早接触点。

三、注意事项

（1）蜡型应根据模型设计所确定的支架类型和位置进行制作，使其各部位的粗细、厚薄均应符合固位、坚固和美观的要求。

（2）雕塑蜡型时应避免损坏模型，尽可能地保持模型的清洁。

（3）蜡型表面应光滑、圆钝、厚薄均匀，成品蜡的平面与模型密贴无缝隙。

（4）蜡型各部位的连接处要牢固、平整一致。

链接

──── 蜡型制作的要求 ────

（1）卡环臂和卡环体横截面应是内扁外圆的半圆形。由卡环体至卡环臂尖逐渐变细并进入倒凹区。

（2）𬌗支托呈匙形，𬌗面形态呈凹形，不影响咬合，在𬌗外展隙处与卡环体相连。

（3）连接体呈扁平网状，其平面与耐火模型相贴。

（4）连接杆因其类型和安放位置不同，其宽度、厚度要求亦不同。

（5）连接杆或金属基托与树脂连接处，应形成厚度适当的台阶（即内外台阶），内、外台阶应错开制作并保证强度。

考点提示

𬌗支托通常安放在基牙邻近缺隙侧的边缘、基牙非缺隙侧的边缘、磨牙颊沟或舌沟、尖牙舌隆突等处。在舌杆与扁平网状连接体的连接处做出外台阶，角度应不大于90°。内外台阶应错开制作并具有足够强度。

思考题

1. 放置𬌗支托的位置是（　　）

　　A. 基牙邻近缺隙侧的边缘　　B. 基牙非缺隙侧的边缘

　　C. 磨牙颊沟或舌沟　　　　　D. 尖牙舌隆突

　　E. 以上都可以

正确答案：E

答案解析：𬌗支托通常安放在基牙邻近缺隙侧的边缘、基牙非缺隙侧的边缘、磨牙颊沟或舌沟、尖牙舌隆突处。

2. 铸造𬌗支托的宽度一般为（　　）

　　A. 磨牙颊舌径的1/4　　　　B. 磨牙颊舌径的1/3

　　C. 磨牙颊舌径的1/2　　　　D. 前磨牙颊舌径的1/4

　　E. 前磨牙颊舌径的1/3

正确答案：B

答案解析：铸造𬌗支托的宽度一般为磨牙颊舌径的1/3，前磨牙颊舌径的1/2。

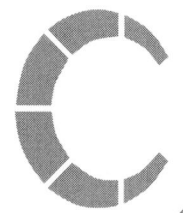

实训九

铸造支架熔模的包埋与铸造

◆ **案例导入**

医师设计单与 36、37、45、46 缺失的支架蜡型熔模。

义齿类型：铸造支架式可摘局部义齿。

基牙：35、44、47 为基牙，44 远中与 47 近中放置𬌗支托。

基牙上直接固位体的类型：44、47 三臂卡环，35 RPI 卡环。

大连接体：舌杆。

◆ **知识要点**

1. 包埋　是指利用与铸造合金或铸造陶瓷材料相匹配的耐高温包埋材料将熔模完全包裹起来的过程。

2. 铸造　是指将合金加热熔化并通过一定的力量注入铸模腔内形成铸件的过程。

◆ **技术操作**

一、学习要点

（1）掌握支架蜡型熔模铸道安插及包埋的方法。

（2）掌握铸圈焙烧及铸造的工艺过程。

二、操作规程

（一）简易流程

铸造支架熔模的包埋与铸造

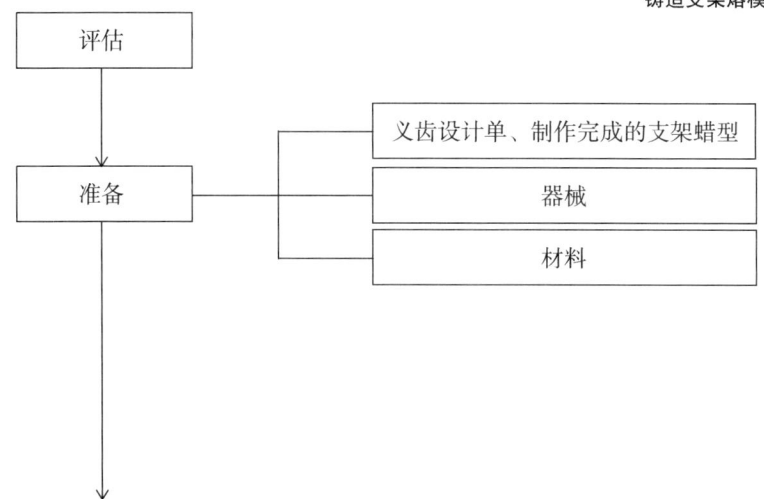

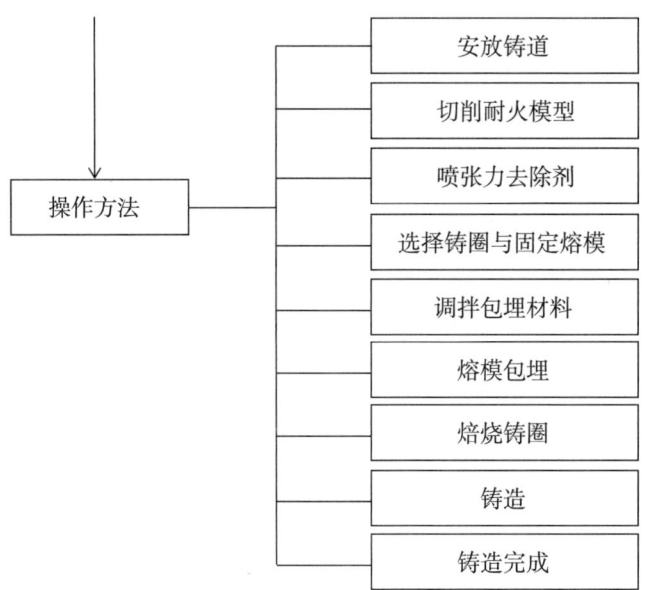

（二）分步流程

评估

- 检查支架蜡型制作是否合格。
- 检查真空搅拌机是否运转正常、密封严实。
- 检查天平、量筒是否计量准确。
- 检查茂福炉、铸造机状态是否正常。
- 检查防护器具，如手套、口罩是否齐备。

准备

义齿设计单、制作完成的支架蜡模型

器械

真空搅拌机、振荡器、石膏调拌刀、蜡刀、酒精灯、浇注口成形器、铸圈、天平、量筒、茂福炉、铸造机、坩埚、毛笔、夹子等。

材料

制作完成的熔模模型，直径2mm、3mm的蜡线，蜡型表面张力去除剂，磷酸盐包埋材料，钴铬合金。

操作方法

安放铸道

根据蜡型的大小和部位，应用2~4根直径为1~1.5mm的圆形蜡线条，其一端融合在固位体、连接体及网状支架上，另一端向中央的主铸道集中，并与其牢固连接，主铸道与浇注口成形器连接。主铸道可采用直径为6~8mm的圆形蜡条。以36、37、45、46缺失的铸造支架蜡型为例，采用正插铸道法安放铸道，即铸道口在熔模上方。安放铸道过程如下。

◆ 分铸道安放在舌杆末端的网状蜡及熔模两侧末端的固位体上。各分铸道的长短要大致相等，以便熔化的合金能同时流至铸件的各个部位。

◆ 舌杆两侧末端分别安放直径为3mm的分铸道，其一端与网状蜡粘固，另一端合拢后形成直径为6~8mm的主铸道。

◆ 两侧末端固位体上分别安放直径为2mm的分铸道，其一端连接固位体，另一端与直径为3mm的分铸道相连，各分铸道通过直径为6~8mm的主铸道连为一体。主铸道另一端与浇注口成形器相连。

◆ 铸道蜡线与支架蜡连接应牢固、圆滑、无锐角，以保证熔金能顺利流入铸模腔。

切削耐火模型

切削磷酸盐耐火材料模型时，在不损伤熔模前提下尽量磨小。

喷张力去除剂

清洗熔模，在熔模表面喷蜡型表面张力去除剂，去除油脂，并吹干，便于包埋材料与熔模结合，避免产生气泡。

选择铸圈与固定熔模

◆ 根据耐火材料模型的大小，选择合适的铸圈。要求模型位于铸圈中心时，蜡型最突出的部位距铸圈内壁不少于5mm，以保证包埋材料有足够的厚度抵抗金属浇注时的冲击力。

◆ 要求模型位于铸圈的下1/3（耐火模型底座要有2cm的厚度，以抵抗金属浇注时的冲击力），铸道位于铸圈的中1/3，浇注口位于铸圈的上1/3。

3）用蜡将模型固定于铸圈底座中心处，套上铸圈，铸圈与底座之间的缝隙用蜡封闭。

调拌包埋材料

◆ 按产品要求的粉液比例取适量的包埋粉和包埋液。

◆ 先将量好的包埋液倒入搅拌杯，再将量好的包埋粉倒入搅拌杯，手动调拌15秒后，再用真空搅拌机搅拌60秒。

熔模包埋

◆ 先用毛笔蘸少量调拌好的包埋材料，均匀地涂布在支架蜡型、铸道和耐火模型表面（约3mm厚），避免产生气泡。

◆ 将其放在振荡器上，在振荡器的振荡下，将调和好的包埋材料沿铸圈内侧壁缓缓注入，接近熔模时放慢速度，直至注满。

◆ 待包埋材料完全硬固后，去掉浇注口成形器。

焙烧铸圈

包埋完成2小时后，将铸圈铸道口向下，连同坩埚一起放入茂福炉中。温度由室温缓慢升至300℃后，改为铸道口向上放置，使少量残余蜡继续挥发，维持30分钟，再缓慢升温至900℃后，维持60分钟。

铸造

◆ 打开铸造机预热5分钟后，用夹子将坩埚从茂福炉中取出，放入离心铸造机的高频感应线圈中，根据熔模体积大小，在坩埚中放置适量的铸造合金。

◆ 用夹子将焙烧好的铸圈放入旋转臂上的铸圈卡槽内，调节离心铸造机旋转臂使之达到平衡，将坩埚口与铸道口保持水平对准，拧紧旋转臂固定螺丝。

◆ 将旋转臂上的指针对准主轴上的标记，使坩埚位于观察窗视野内，关闭铸造机保护盖，按下"熔金"按钮。

◆ 通过铸造机蓝色观察窗观察金属熔化的过程，等待金属完全熔化后，快速按下"铸造"按钮，旋转15秒后，按下"停止"按钮。

铸造完成

◆ 待旋转臂静止后，打开铸造机盖，用夹子将铸圈和坩埚小心取出，让其自然冷却至室温，方可进行铸件清理。

◆ 待铸造机冷却后关机。

三、注意事项

（1）安插铸道时，铸道蜡线与支架蜡连接应牢固、圆滑而无锐角，熔模在铸圈中的位置要合适。

（2）包埋时应避免产生气泡。

（3）使用铸造机时，严格遵守操作规程，注意安全。

（4）把握好铸造时机，铸造过早会造成铸件不全，铸造过晚会造成铸件氧化层过厚甚至粘砂，不易清理。当金属熔化时暗影完全消失，有些金属会有破膜现象产生，此时为铸造的最佳时机。

◆ 链 接

1. 固化膨胀 包埋材料固化时发生的膨胀称为固化膨胀。固化膨胀与材料的固化反应有关。

2. 热膨胀 包埋材料固化后，二氧化硅和半水石膏与水发生反应，产生热量，石英、方石英受热形成热膨胀。包埋材料的膨胀可以补偿金属的铸造收缩。

◆ 考点提示

安插铸道时，铸道蜡线与支架蜡连接应牢固、圆滑而无锐角，熔模在铸圈中的位置要合适。焙烧铸圈，包埋完成2小时后，将铸圈铸道口向下，连同坩埚一起放入茂福炉中。温度由室温缓慢升至300℃后，改为铸道口向上放置，维持30分钟，再缓慢升温至900℃后，维持60分钟。

◆ 思 考 题

1. 带模铸造时模型应位于铸圈的（　　）

　　A. 中 1/3　　　　　　　　B. 上 1/3

　　C. 下 1/3　　　　　　　　D. 下 1/4

　　E. 下 2/5

正确答案：C

答案解析：带模铸造时模型位于铸圈的下1/3，且耐火模型底座要有2cm的厚度，以抵抗金属浇注时的冲击力。

2. 带模铸造时铸道应位于铸圈的(　　)

  A. 中1/3   B. 上1/3

  C. 下1/3   D. 下1/4

  E. 下2/5

正确答案：A

答案解析：带模铸造时铸道位于铸圈的中1/3。

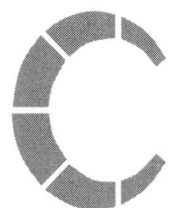

实训十

铸件的清理、打磨、抛光、就位

案例导入

医师设计单和36、37、45、46缺失已完成支架铸造的铸圈。

义齿类型：铸造支架式可摘局部义齿。

基牙：35、44、47为基牙，44远中与47近中放置𬌗支托。

基牙上直接固位体的类型：44、47三臂卡环，35 RPI卡环。

大连接体：舌杆。

知识要点

1. 普通钢钻针及磨头 材料为碳素工具钢，一般加工成裂钻、圆钻和倒锥钻。主要作为低速车针，用来切削树脂类义齿和牙体组织。

2. 钨钢钻针及磨头 主要材料成分为碳化钨，其是一种硬质合金。钨钢钻针有裂钻、圆钻和倒锥钻等，也有各种低速用钨钢磨头，可以用来切削义齿基托和牙体组织，也可抛光。

3. 金刚石钻针及磨头 材料为碳的结晶体，是最硬的口腔用磨光材料。切削效果非常好，但切削金属和树脂等韧性、塑性较大的材料时易引起表面淤塞，一般只能在冷却水冲刷的条件下切削牙体硬组织、陶瓷等硬而脆的材料，不宜用于加工金属、塑料等韧性较大的材料。

技术操作

一、学习要点

（1）熟悉喷砂机、金属切割机、超声波清洗机、电解抛光机、蒸汽清洗机的使用。

（2）学会金属支架的清理、打磨、抛光、就位的步骤和方法。

二、操作规程

（一）简易流程

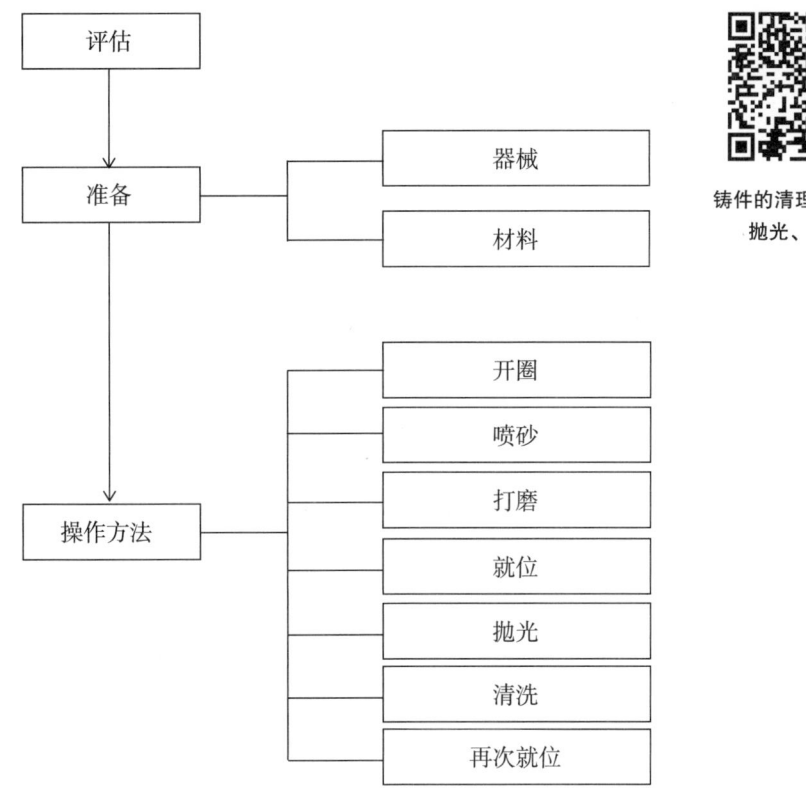

铸件的清理、打磨、抛光、就位

（二）分步流程

▌评估

- ◆ 检查铸型是否已完全冷却。
- ◆ 检查包埋材料是否完整。
- ◆ 检查是否有跑钢。

▌准备

| 器械 |

喷砂机、金属切割机、技工打磨机、超声波清洗机、电解抛光机、蒸汽清洗机、木锤、石膏剪等。

材料

金刚砂、各种类型的砂石、车针、砂轮、砂盘、砂纸、布轮、绒轮、抛光膏、电解液及铸造完成并已冷却好的铸型等。

操作方法

开圈

- 用小木锤轻轻敲打铸型，使包埋材料松散后取出铸件。
- 用石膏剪刀等工具轻轻去除铸件上的包埋材料。
- 检查铸件的完整性。

喷砂

- 将铸件放在喷砂机内，使100～150目的金刚砂（如棕刚玉）在4～6bar（1bar=0.1MPa）的压力下，从喷枪中喷射到铸件表面，去除铸件表面残留的包埋材料和氧化膜。
- 在喷砂过程中，应经常改变铸件的位置，使铸件各面被均匀喷射，以免某处因过度喷砂而变薄、变形。

打磨

- 在金属切割机上用大金刚砂片切除铸道、小瘤及边缘毛刺。
- 用粒度较粗的各种磨具修整、磨改铸件表面及其外形，使支架各部分达到要求的厚度和形态，且表面平整、无氧化层。
- 用粒度较细小、外形较精制的磨具及细砂纸卷或橡皮砂轮对铸件表面不断进行不同方向、不同角度、不同部位的打磨，以降低铸件表面粗糙度，提升铸件表面光泽度。
- 打磨时要有适当的压力和速度，仔细去除组织面小结节，将铸件磨平、磨光。

就位

将铸件放回模型上试戴，如不贴合则找出原因加以磨改，直至支架与模型完全贴合。

抛光

◆ 化学电解抛光。将电解液倒入电解槽内,先加温预热至60~70℃(室温低时温度应稍高些),再把铸件挂在正极上放入电解槽内,负极为铅板。调整电流密度为150~400mA,电解4~6分钟后取出,然后用流水冲洗掉残存的电解液并干燥。

◆ 机械抛光。用中细粒度的橡皮轮依次抛光,消除磨痕,直至金属表面出现均匀光泽,再用绒轮或布轮蘸抛光膏从不同的角度进行抛光。

清洗

用超声波清洗机、高压蒸汽机或酒精清除金属支架表面的污物。

再次就位

◆ 将铸件再放回模型上试戴,如不贴合则需找出原因,进行针对性磨改,直至支架与模型完全贴合,顺利就位。

◆ 待排牙和蜡基托形成。

三、注意事项

(1)开圈严禁使用暴力。

(2)喷砂时应注意不断改变铸件的位置,使铸件的各面都被均匀喷射,避免某处因喷砂过多而变薄,影响支架的强度。

(3)砂石由粗到细,循序渐进。打磨的力量要恰当,防止精细部位变形。

(4)打磨时应注意保护卡环等突起部分,磨具旋转方向与卡环、𬌗支托的走向一致,避免折断。

(5)打磨工具应专用,避免相互污染。

(6)电解抛光过程中要随时搅拌电解液,使析出的气泡能自由排出,防止气泡附着在铸件表面,形成气体绝缘层而影响抛光效果。

(7)根据合金成分不同选择适当的电解液,电解液最好新鲜、干净,并应定期更换,防止变质。

(8)做好粉尘的卫生防护,防止金属和打磨材料的粉末对人体的危害。

链　接

微型电机的使用方法

义齿打磨最常用的工具是技工用微型电机，又称微型技工打磨机。

（1）使用技工用微型电机时先将电源接通，然后选择微型电机的旋转方向，将选定的车针或打磨石夹持到打磨夹头上。针柄应符合国际标准，现在通用的针柄直径为2.35mm。

（2）选择控制方式。若用脚控则将脚踏开关与控制器连接，将微型电机调速调至最低，将电源开关调至"ON"，再调整速度。

（3）打磨时用力要均匀且不宜过大，一般为50~100g。

（4）在使用微型电机时应注意，每次启动电机时，一定要从最低速开始。

（5）仔细检查砂轮等有无抖动现象，如抖动大，当打磨机高速旋转时，会产生剧烈抖动，从而影响打磨件的质量，也会缩短轴承寿命；使用大直径的砂轮时，一定要降低电机转速，以免发生砂轮杆弯曲、砂轮飞裂而影响打磨件的质量。

考点提示

打磨铸件时一定要遵照由粗到细的原则，而且打磨力应轻而快。

思　考　题

1. 微型技工打磨机通用的针柄直径为（　　）

    A. 0.85mm　　　　　　　　B. 1.67mm

    C. 1.98mm　　　　　　　　D. 2.35mm

    E. 3.50mm

正确答案：D

答案解析：微型技工打磨机通用的针柄直径2.35mm是国际标准。

2. 使用微型技工打磨机打磨时，用力一般为（　　）

    A. 25~50g　　　　　　　　B. 50~100g

    C. 100~150g　　　　　　　D. 150~200g

    E. 200~250g

正确答案：B

答案解析：打磨时力度不宜过大，一般为50~100g。

3. 下面哪项是最常用的研磨方法(   )

    A. 化学研磨   B. 电解研磨

    C. 砂纸研磨   D. 机械研磨

    E. 电抛光

正确答案：D

答案解析：研磨是用粒度较细小、外形较精制的磨具对修复体表面不断进行不同方向、不同角度、不同部位的平整，以减少修复体表面粗糙度为目的。

4. 金合金抛光时所用的抛光材料是(   )

    A. 氧化铁   B. 氧化铬

    C. 硼砂   D. 浮石

    E. 石膏

正确答案：A

答案解析：氧化铁用于抛光贵重金属和铜合金。

5. 镍铬合金全冠抛光时所用的抛光材料是(   )

    A. 氧化铁   B. 氧化铬

    C. 硼砂   D. 浮石

    E. 石膏

正确答案：B

答案解析：氧化铬适用于镍铬、钴铬等合金材料的抛光。

6. 铸件打磨抛光的原则中，错误的是(   )

    A. 打磨压力要大，速度要快

    B. 用来打磨的砂轮按照由粗到细的顺序使用

    C. 铸造支架的磨光顺序应严格按照由粗到细的原则

    D. 应注意防止卡环、拾支托的变形

    E. 打磨方向尽量与支架局部的方向轴一致

正确答案：A

答案解析：铸件打磨抛光打磨压力要轻，速度要快。

7. 铸件打磨抛光的原则中，错误的是(   )

    A. 打磨压力要轻，速度要快

    B. 打磨方向尽量与支架局部的方向轴垂直

    C. 防止研磨产热引起的支架变形

D. 用来打磨的砂轮按照由粗到细的顺序使用

E. 铸造支架的磨光顺序应严格按照由粗到细的原则

正确答案：B

答案解析：铸件打磨抛光打磨方向尽量与支架局部的方向轴一致。

8. 电解抛光时，把电解液注入电解槽内，加温预热至（　　）

  A. 30~40℃   B. 40~50℃

  C. 50~60℃   D. 60~70℃

  E. 70~80℃

正确答案：D

答案解析：电解槽电解前要加温预热至60~70℃。

实训十一

铸造𬌗支托与弯制卡环的制作

◆ **案例导入**

医师设计单及模型：11、12、25、26 缺失。

义齿类型：上颌胶连式可摘局部义齿。

基牙：14、24、27 为基牙，24 远中与 27 近中放置铸造𬌗支托。

基牙上直接固位体的类型：24 单臂卡环，27 三臂卡环，14 间隙卡环。

大连接体：腭板。

◆ **知识要点**

对于部分牙列缺损病例，为了加强义齿的稳固和获得更好的支持，临床常设计成铸造𬌗支托与锻丝卡环相结合的固位体。这种固位体提高了弯制支架的准确性和成功率，简化了操作技术，降低了成本，尤其是锻丝卡环可增强修复体的固位作用。这种组合式固位体是目前国内临床常用的一种形式。

1. 铸造𬌗支托　𬌗支托呈圆三角形，近卡环体处较宽厚，与基牙𬌗支托凹呈球凹的关系，义齿行使功能时其可增加义齿的稳定性并减少对基牙的侧向作用力，具有较高的强度，主要作用是防止义齿纵向移位，起支持作用，并使𬌗力沿基牙的长轴方向传导。𬌗支托还有一定的稳定作用。此外，𬌗支托还可用于防止食物嵌塞，加大的𬌗支托还可用于恢复咬合接触不良的咬合关系等，有利于维护基牙牙周组织的健康。

2. 锻丝卡环　按照支架的设计要求，利用手工器械对成品不锈钢丝和金属杆进行冷加工，形成义齿支架的各个部件。锻丝卡环由直径不同的圆形不锈钢丝弯制而成，磨牙卡环用直径为 0.9~1mm 的卡环丝、前磨牙用直径为 0.8~0.9mm 的卡环丝弯制。不锈钢丝弹性好，具有一定的硬度和强度，坚固不易折断，不易变形，与基牙呈线状接触，光滑易清洁，且易于调改和修理。

◆ **技术操作**

一、学习要点

（1）熟悉弯制卡环的各种器械，掌握其使用方法。

（2）掌握卡环的弯制技术。

二、操作规程

（一）简易流程

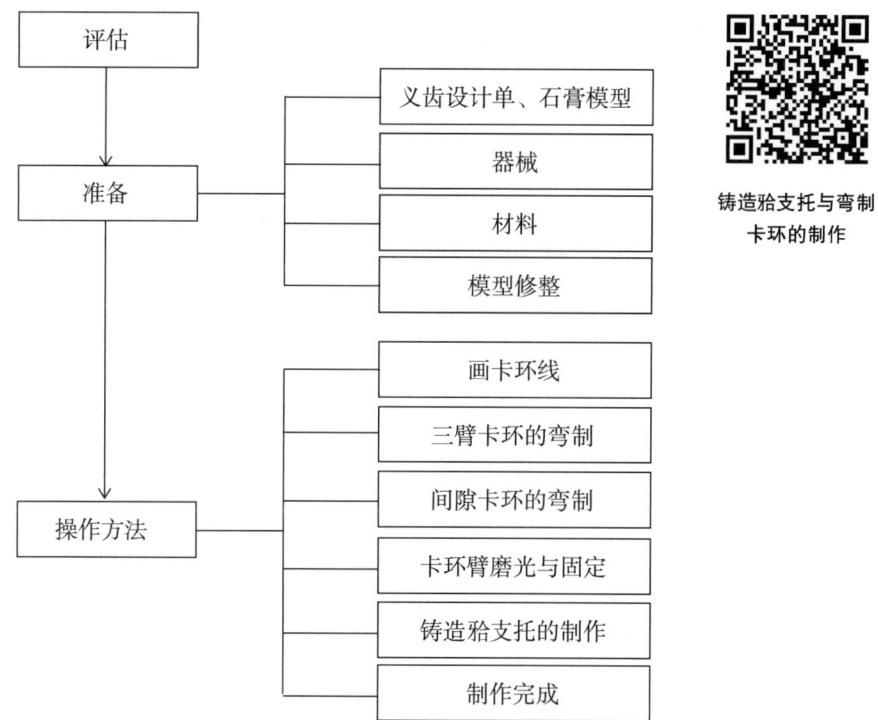

铸造𬌗支托与弯制卡环的制作

（二）分步流程

评估

◆ 检查模型上基牙、缺牙区及义齿覆盖部分有无气泡、石膏小瘤等。要求模型无瑕疵。

◆ 检查上下颌模型咬合关系是否良好。

◆ 检查基牙预备情况是否符合要求。

准备

义齿设计单、石膏模型

器械

延展钳、日月钳、三德钳、切断钳、尖嘴钳、钢丝、蜡刀、雕刻刀、红蓝铅笔、酒精灯、浇注口成形器、桃形或柱状磨石、微型技工打磨机等。

材料

11、12、25、26 缺失石膏模型，薄蜡片，直径为 0.9mm 和 1mm 的圆形不锈钢丝，蜡片，蜡分离剂等。

模型修整

修除模型上的石膏小瘤，填充模型上的小气泡。

操作方法

画卡环线

- ◆ 以 11、12、25、26 缺失工作模型为例，设计为以 14、24、27 为基牙，24 远中与 27 近中放置铸造𬌗支托，24 弯制单臂卡环、27 弯制三臂卡环、14 弯制间隙卡环。
- ◆ 根据设计单上对固位体的设计情况，用红蓝铅笔将基牙 14、24、27 卡环及基托范围的精确位置描绘在工作模型上。

三臂卡环的弯制

- ◆ 弯制 24、27 卡环臂。用切断钳剪下 8～10cm 的钢丝（直径为 0.9mm 和 1mm），目测基牙牙冠弧形的大小，左手握持钢丝，右手握尖嘴钳夹紧钢丝的末端，左手中指、环指和小指夹住钢丝，示指做支点顶在钳喙上，拇指压住钢丝，两手同时旋转向外下方用力以使钢丝在外力作用下弯曲成弧形，然后将其放在模型上调试、调整，使弧形与卡环线一致，钢丝和基牙牙面贴合。
- ◆ 弯制卡环体和连接体。卡环臂弯制完成后，放到模型上比试，在卡环体不高于邻面𬌗边缘嵴处做标记，转弯后形成卡环体和连接体。
- ◆ 弯制连接体的水平段。将卡环倒转，使形成的卡环体末端（弯折处）抵住基牙邻面龈缘，连接体钢丝贴住基牙邻面，在𬌗边缘嵴下方 1mm 处的钢丝上用铅笔画出记号，在记号稍下方（连接体下降段一侧）用尖嘴钳夹住钢丝，左手拇指按压钢丝游离端一侧使之弯曲，末端应弯制成环状或 90° 弯曲，并与组织面保持 0.5～1mm 的距离，以利于基托包绕固位，完成后剪断多余的钢丝。连接体应避开缺隙处的倒凹区。

间隙卡环的弯制

- ◆ 弯制卡环臂。按照弯制 24、27 卡环臂的方法，钢丝按 14 卡环线弯成大小合适的弧形，与 14 颊面贴合。在卡环臂邻近基牙𬌗缘的部分用尖嘴钳将钢丝向外稍弯曲，使卡环臂进入颊外展隙。在钢丝位于隙卡沟颊侧边缘处，用铅笔做记号，用钳嘴夹住记号的稍下方，然后用左手拇指压住钢丝，同时调整余留钢丝与隙卡沟的方向，使卡环臂与模型上的隙卡沟完全贴合。

◆ 弯制连接体。在卡环臂位于隙卡沟舌侧边缘处做记号，夹住钢丝记号的卡环臂一侧，压钢丝向下形成大于90°的角度，形成隙卡连接体部分。调整钢丝方向，逐渐向前延伸直至进入11、12缺隙。使连接体与组织面保持0.5~1mm的距离。为了加强树脂基托的强度，间隙卡环的连接体通常做得较长，位于基托的中央，并且走向应与基托的易折线垂直，以起到加强丝的作用。

卡环臂磨光与固定

◆ 用桃形或柱状的磨石将弯制好的卡环臂尖磨圆钝，并用砂纸片和橡皮轮磨光。

◆ 将完成后的卡环放在模型上，使卡环臂与卡环线贴合，将熔化的基托蜡滴在小连接体与模型牙槽嵴处，将卡环用蜡固定。

铸造𬌗支托的制作

◆ 在基牙𬌗支托凹及固定卡环连接体的蜡上涂蜡分离剂。

◆ 待分离剂干燥后，取大小适当的薄蜡片或蜡线覆盖在𬌗支托凹及卡环连接体的上方，用蜡匙将熔化的蜡滴满𬌗支托凹。再用雕刻刀雕出𬌗支托的形态，𬌗支托应为圆三角形或呈匙状，厚为1~1.5mm。𬌗支托边缘与面移行。

◆ 用热蜡刀在小连接体水平段的末端粘一根直径为2mm的蜡线作为铸道。

◆ 将模型浸泡在水中，待分离剂溶胀后用蜡刀轻轻撬动，使𬌗支托蜡型与模型分离。

◆ 将𬌗支托蜡型固定在浇注口成形器上。

◆ 经包埋、铸造、喷砂、打磨获得铸造𬌗支托。

◆ 将完成的铸造𬌗支托放在模型上，支托应与支托凹密合，无变形，然后用蜡固定好。

制作完成

完成基牙14、24、27固位体的制作。

三、注意事项

（1）弯制卡环和在模型上画线时，不得损伤或磨损模型。

（2）卡环臂应与基牙密贴。

（3）卡环体部及间隙卡环的颊、𬌗、舌外展隙部分应在基牙非倒凹区，且不妨碍咬合。

（4）卡环臂尖和卡环臂的 1/2～2/3 长度应位于基牙的倒凹区，不能压迫牙龈缘。卡环臂尖应磨圆钝并且抛光。

（5）弯制卡环时，应缓慢用力，卡环的各转角处应圆钝，避免形成锐角，争取一次弯制完成，勿反复弯折钢丝的同一部位，以免钢丝受损折断，尽量选用对卡环丝损伤小的器械，减少钳夹痕迹。

◆ 链　接

———— 铸造 ————

铸造是人类掌握比较早的一种金属热加工工艺，已有约 6000 年的历史。中国在公元前 1700 年至公元前 1000 年已进入青铜铸件的全盛期，工艺上已达到相当高的水平。铸造是将液体金属浇铸到与零件形状相适应的铸造空腔中，待其冷却凝固后，以获得零件或毛坯的方法。被铸物质多为原为固态但可加热至液态的金属（如铜、铁、铝、锡、铅等），而铸模的材料可以是砂、金属，甚至可以是陶瓷。要求不同，使用的方法也会有所不同。

◆ 考点提示

铸造卡环是经蜡型制作、包埋，用高熔合金通过铸造工艺制作而成。铸造卡环包括圆环形卡环和杆状卡环。

1. 圆环形卡环　包绕基牙 3 个面和 4 个轴线角，即包绕基牙牙冠 3/4 以上，形似圆圈，故名圆环形卡环。这种卡环被 Aker（1936）首先应用，故又称 Aker 卡环。圆环形卡环适用于牙周组织健康、牙冠外形好的基牙，其支持、固位和稳定作用均好。

2. 杆状卡环　杆状卡环由 Roach（1934）最先提出，故又名 Roach 卡环。这种卡环有相对独立的颊侧臂和舌侧臂，卡环臂从基托的金属支架、基托内的固位网或大小连接体伸出，经牙龈到达基牙唇颊面凸点下的倒凹区。其固位作用是由下而上呈推型固位，故亦称推型卡环。适用于后牙游离缺失的基牙，其固位作用好，但稳定作用差。

◆ 思 考 题

1. 在弯制卡环时，对卡环体的要求是（　　）

   A. 卡环臂形成后，卡环体都可进入倒凹，加强固位

   B. 为了弯制方便，可在形成卡环臂后不向𬌗面靠拢，在轴面角处转弯形成连接体

   C. 卡环臂形成后，沿基牙邻面向𬌗面靠拢，形成一段卡环体，再形成连接体

   D. 绕过轴面角而进入邻面倒凹区，与𬌗支托连接体相连

   E. 在弯制卡环体时，为了不磨损石膏基牙，可稍离开基牙

   正确答案：C

   答案解析：卡环体部位于基牙观测线以上，不能进入倒凹区，也不能高出𬌗面。卡环臂形成后，应沿基牙邻面向𬌗支托处靠拢，形成卡环体。

2. 对位于磨牙或前磨牙的颊、舌两个卡环臂的关系，描述正确的是（　　）

   A. 颊臂应高于舌臂

   B. 舌臂应较颊臂高，尤其是下颌磨牙

   C. 颊臂与舌臂等高，都位于观测线之上

   D. 颊臂应位于观测线上，而舌臂则位于观测线之下

   E. 颊臂多为对抗臂，舌臂多为固位臂

   正确答案：B

   答案解析：颊侧卡环臂在观测线以下；舌侧卡环臂多为对抗臂，其在基牙上的位置，应与观测线平齐。

3. 弯制磨牙卡环常用的钢丝规格是（　　）

   A. 直径为 0.8mm 的钢丝　　　　B. 直径为 0.9mm 的钢丝

   C. 直径为 1.2mm 的钢丝　　　　D. 直径为 0.7mm 的钢丝

   E. 直径为 0.5mm 的钢丝

   正确答案：B

   答案解析：锻丝卡环由直径不同的圆形不锈钢丝弯制而成，磨牙卡环用直径为 0.9～1mm 的钢丝弯制，前磨牙卡环用直径为 0.8～0.9mm 的钢丝弯制。

4. 根据卡环各部分位置与基牙的关系，富有弹性的卡环固位臂尖端的位置应离开龈缘至少（　　）

   A. 3mm　　　　　　　　　　　B. 1mm

   C. 0.5mm　　　　　　　　　　D. 0.3mm

   E. 0.1mm

正确答案：B

答案解析：记忆题。

5. 铸造𬌗支托的宽度为(　　)

  A. 磨牙颊舌径的 1/2
  B. 磨牙颊舌径的 2/3
  C. 前磨牙颊舌径的 1/2
  D. 前磨牙颊舌径的 1/3
  E. 前磨牙颊舌径的 2/3

正确答案：B

答案解析：记忆题。

实训十二

人工牙排列

◆ **案例导入**

医师设计单及 11、12、25、26 缺失,完成弯制支架的模型;36、37、45、46 缺失,完成铸造支架的模型。

对 11、12、25、26 和 36、37、45、46 进行人工牙排列。

◆ **知识要点**

1. 人工牙的定义　人工牙是模仿天然牙冠、用于义齿修复的预制件,是义齿代替缺失牙建立咬合关系、恢复咀嚼功能和外形的部分。

2. 人工牙的选择

(1) 人工牙的材料。前牙缺失,考虑到美观需求,一般采用成品牙,成品牙包括瓷牙和树脂牙。后牙缺失,若缺隙正常,𬌗龈距离较大,最好选用树脂牙,也可选用瓷牙;若𬌗龈距离或近远中距离小,可选用金属𬌗面人工牙。

(2) 人工牙的颜色。必须与邻牙及对颌牙协调。借助比色板记录下患者的牙色,再根据比色板选择相应的人工牙。

(3) 人工牙的形态。也要与邻牙及对颌牙协调,尤其是上颌中切牙。

(4) 人工牙的大小。取决于缺隙的大小,同时注意与对侧同名牙对称。

◆ **技术操作**

一、学习要点

(1) 学会选择和调磨人工牙。
(2) 掌握可摘局部义齿排牙的基本技能,加深对有关理论的理解。

二、操作规程

（一）简易流程

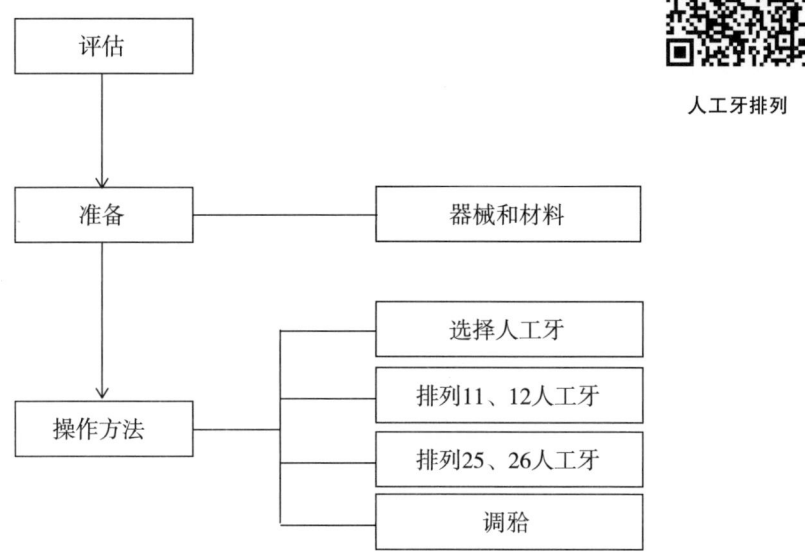

人工牙排列

（二）分步流程

评估

- 以 11、12、25、26 缺失及 36、37、45、46 缺失为例进行排牙。
- 检查模型的咬合关系。𬌗支托及卡环的位置应合乎要求，不妨碍咬合。

准备

器械和材料

11、12、25、26 和 36、37、45、46 牙列缺损模型各一副，蜡勺，喷灯，雕刻刀，红蜡片，咬合纸。

操作方法

选择人工牙

根据缺隙的近远中宽度、𬌗龈高度、邻牙大小和颜色，选择适当大小的 11、12、25、26 和 36、37、45、46 树脂人工牙。

排列 11、12 人工牙

◆ 将 11、12 人工牙放在模型上比试，若人工牙过宽，可适当减小其近远中径；若人工牙过长，可磨短人工牙的盖嵴部。参考邻牙和对侧同名牙及对𬌗牙排列人工牙的唇舌向、近远中向的倾斜度及与𬌗平面的关系，以求协调对称。

◆ 最后用基托蜡将人工牙粘固在缺隙处，用热蜡刀调整人工牙的位置，使覆𬌗、覆盖、扭转程度、唇舌向和近远中向倾斜角度与邻牙及对侧同名牙协调一致。

排列 25、26 人工牙

将人工牙 25、26 放入缺隙内比试。由于𬌗支托及卡环连接体的存在，为了使人工牙能够在缺隙内就位，首先要根据𬌗支托及卡环连接体的阻挡部位磨改人工牙的近远中邻面和盖嵴部以适合缺隙，使人工牙与卡环体、𬌗支托和连接体嵌合。再根据与对𬌗模型的咬合关系调整人工牙的𬌗面高度，用基托蜡将人工牙固定。

调𬌗

待蜡彻底凝固后，用咬合纸检查人工牙咬合接触情况并进行调𬌗，使正中𬌗达到广泛多点接触，前伸𬌗、侧方𬌗无𬌗干扰。用同样方法完成 36、37、45、46 的人工牙排列。

三、注意事项

（1）排列前牙时以恢复发音功能和面容的美观为原则。

（2）排列后牙时以恢复咀嚼功能为原则。

（3）排牙时注意不要使卡环及𬌗支托移位。

（4）排牙时注意蜡刀不宜过热，以免蜡过度熔化而黏附于模型上。

◆ 链　接

1. 人工牙种类

（1）按材料分类。主要有树脂牙和瓷牙。特殊情况还有金属人工牙。

（2）前牙按唇面外形分类。主要有方圆型、尖圆型和椭圆型。

（3）后牙按𬌗面形态分类。主要有解剖式人工牙、半解剖式人工牙和非解剖式人工牙。

2. 可摘局部义齿排牙基本原则 美观原则、组织保健原则和咀嚼功能原则。

(1) 前牙排列时,一般采用树脂牙或瓷牙,其要与邻牙及对侧同名牙的颜色、大小、形状协调一致,以恢复发音功能和面容的美观为原则。

(2) 后牙排列时,应恢复咀嚼功能,原则上与全口义齿的排列方式相同,但必须考虑余留牙的状况及人工牙的规格、位置、排列方向、咬合关系等。

◆ 考点提示

成品人工牙一般只调磨近远中面、舌面和盖嵴面。

◆ 思考题

1. 在排列可摘局部义齿人工后牙的要求中,错误的是(   )

   A. 尽可能减小覆盖

   B. 前磨牙的排列兼顾美观

   C. 尽量排列在牙槽嵴上

   D. 与对颌牙排成尖、窝相对的咬合关系

   E. 上下颌双侧后牙缺失,𬌗平面平分颌间距离

正确答案:D

答案解析:可摘局部义齿人工后牙排列尽量排成正常的覆𬌗覆盖,覆盖过小可能造成咬颊。

2. 上颌前牙唇面至切牙乳突中点一般为(   )

   A. 8~10mm   B. 2mm

   C. 5mm   D. 12mm

   E. 1mm

正确答案:A

答案解析:记忆题。

实训十三

蜡基托的塑形

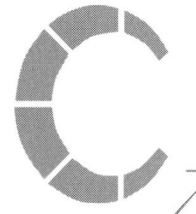

案例导入

医师设计单，11、12、25、26缺失和36、37、45、46缺失，已完成人工牙排列的模型。

知识要点

1. 基托的伸展范围 基托范围应根据缺牙情况和义齿支持类型而定：缺牙数目多或远中游离缺失时，义齿主要采用混合支持或由黏膜支持，基托应适当加大；若缺牙数目少，义齿由基牙支持，基托在不影响其强度的情况下尽量小些。颊侧基托近远中的伸展，以缺牙间隙近远中天然牙为界，舌侧基托可拓展1~2颗天然牙。若远中游离端缺失，上颌基托的伸展范围应包括上颌结节的颊侧，并延伸至翼上颌切迹，下颌基托的伸展应覆盖磨牙后垫的1/2~2/3。边缘伸展应不妨碍唇颊组织及舌的活动，并有良好的边缘封闭。

2. 基托的厚度 一般约为2mm，边缘和缓冲区适当加厚，一般为2.5~3mm。

技术操作

一、学习要点

（1）掌握基托蜡型的伸展范围。

（2）掌握蜡基托塑形的方法。

二、操作规程

（一）简易流程

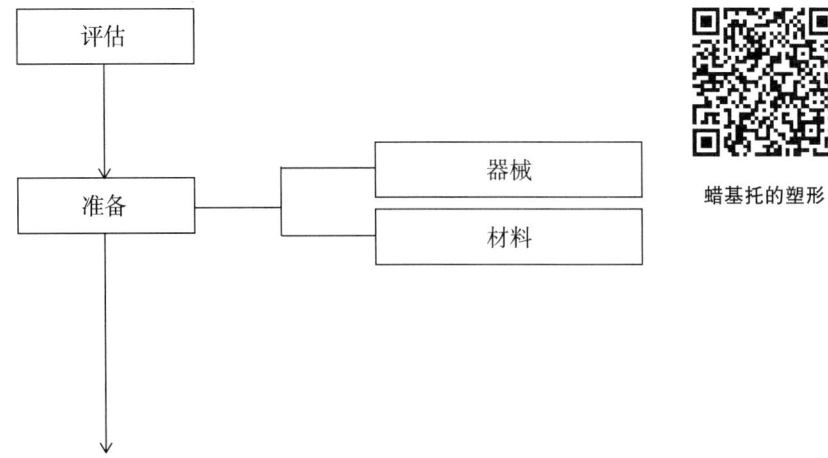

蜡基托的塑形

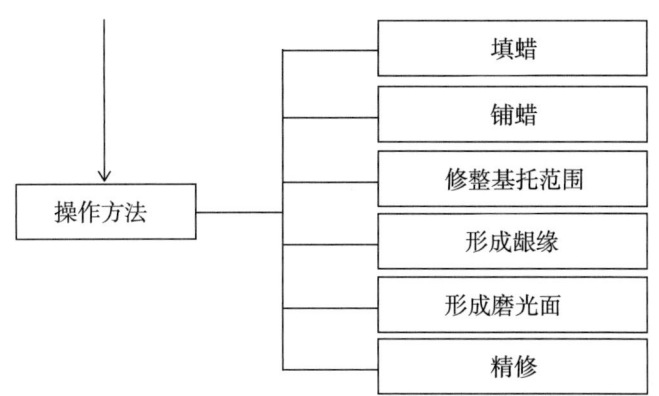

（二）分步流程

评估

- 检查各人工牙是否稳固。
- 检查咬合。
- 检查支架有无移位。

准备

器械

雕刻刀、蜡刀、毛刷、酒精灯、酒精喷灯。

材料

义齿设计单、工作模型、红蜡片等。

操作方法

填蜡

- 以 11、12、25、26 和 36、37、45、46 缺失的模型进行基托塑形。
- 以 11、12、25、26 缺失的模型为例。用蜡勺将熔化的基托蜡填在基托范围内的天然牙邻间隙、人工牙与模型的结合处及标出的组织倒凹内，并使填上的蜡与周围的模型表面移行。

铺蜡

按基托范围的大小，用蜡刀切出比基托伸展范围稍大的基托蜡片，将其在酒精灯上烤软后铺在模型上，用手指挤压使之与模型贴实。

修整基托范围

根据画出的基托边缘线的位置，将多余的蜡片切除。用热蜡勺将蜡托的边缘与牙颈缘及模型组织封牢。

形成龈缘

参照邻牙龈缘的形态位置，前牙区雕刻刀沿人工牙牙颈线的弧度对唇面呈60°，后牙区雕刻刀对颊面呈45°倾斜，雕刻形成厚1mm左右的龈缘线。后牙舌侧在龂缘下2mm处切除多余蜡片，并使蜡基托与人工牙移行。前牙舌侧应参照对侧同名牙雕出龈缘外形。

形成磨光面

唇颊侧面的形成。前牙区采用雕刻法在相邻人工牙的龈缘线之间，从近龈缘处形成浅的"V"形凹陷，向根尖移行并渐浅式地散开。雕刻出龈乳头和略微内凹的龈外展隙，形成外形自然的牙根突度，使义齿龈缘形态逼真。后牙区不用形成明显的牙根凹凸形状，防止食物残渣的堆积。

精修

◆ 去除人工牙和石膏牙上的残蜡，检查咬合关系，在蜡型制作过程中人工牙应无变位，蜡基托应不妨碍咬合。最后用蜡刀精修使基托外形平整，再用酒精喷灯将蜡型表面喷光。再次精修龈缘，完成基托塑形。

◆ 义齿基托边缘应略厚而圆钝，并与相邻组织衔接处移行流畅。不能影响唇、颊、舌等软组织活动，以免破坏边缘封闭。用同样方法完成模型36、37、45、46缺失的基托塑形。

三、注意事项

（1）人工牙颈缘应有清楚的颈曲线，并与相邻天然牙的颈曲线相协调。

（2）在制作蜡型过程中，不能移动金属支架及人工牙的位置。

（3）基托边缘应用蜡封牢，以免在装盒时石膏进入基托蜡型与模型之间，影响基托边缘的形态与密合度。

◆ **链 接**

义齿基托龈缘线确定

应根据患者的年龄、性别、性格等因素，并参照余留天然牙的牙龈，确定义齿基托上龈缘线的位置和形态，以及龈乳头的形态、根突的突度等，并与邻牙协调一致。义齿不仅要符合生理功能，还要达到美观自然的效果，给患者带来心理上的满足。

◆ **考点提示**

缺牙区基托应与基牙邻面非倒凹区密合，而不能进入其倒凹区；舌腭侧基托的边缘应与天然牙轴面非倒凹区轻轻接触，戴入义齿后，基托与天然牙舌面才能保持良好的接触，这样既可防止食物嵌塞，又可起到对抗基牙颊侧卡环臂的作用。

◆ **思 考 题**

1. 可摘局部义齿基托的厚度一般为（　　）

    A. 0.5mm   B. 1mm

    C. 1.5mm   D. 2mm

    E. 4mm

正确答案：D

答案解析：记忆题。

2. 舌腭侧基托边缘与天然牙釉面的关系是（　　）

    A. 位于非倒凹区   B. 位于倒凹区

    C. 位于龈缘处   D. 位于邻间隙

    E. 以上均可

正确答案：A

答案解析：舌腭侧基托应与天然牙釉面非倒凹区轻轻接触，既可防止食物嵌塞，又能起到对抗颊侧卡环臂的作用。若基托位于倒凹区，会影响义齿就位，也可能导致食物嵌塞。

实训十四

装　盒

◆ 案例导入

11、12、25、26缺失，完成弯制支架蜡型的模型；36、37、45、46缺失，完成铸造支架蜡型的模型。

◆ 知识要点

1. 装盒 是在型盒内将模型连同义齿蜡型按一定的方式用石膏固定起来的过程。

2. 装盒的目的 目的是在型盒内形成蜡型的空腔，以便充填树脂，用树脂代替蜡基托。

3. 装盒的方法

（1）整装法。又称正装法，将模型、支架、人工牙的唇颊面用石膏包埋在下层型盒内，只暴露人工牙的舌（腭）面和蜡基托的光滑面。待石膏硬固后，在其表面涂分离剂，装上层型盒。此法的优点是人工牙和固位体不易松动移位，咬合关系不易改变。适用于前牙缺失而唇侧无基托的可摘局部义齿。

（2）分装法。又称反装法，模型修整时将石膏基牙修掉，固位体被悬空，装下层型盒时仅将模型用石膏包埋起来，人工牙、支架和蜡基托均暴露，待石膏硬固后，涂分离剂，再装上层型盒。此法的缺点是支架易移位，可摘局部义齿一般不采用此法，主要适用于全口义齿。

（3）混装法。又称混合法，将模型和支架用石膏包埋在下层型盒内，暴露人工牙和蜡基托。烫盒去蜡后，人工牙翻置在上层型盒，支架在下层型盒。此法的优点是支架不易移位，是可摘局部义齿装盒最常用的方法。

◆ 技术操作

一、学习要点

（1）加深对可摘局部义齿装盒方法理论的理解。

（2）掌握可摘局部义齿装盒的方法和步骤。

二、操作规程

（一）简易流程

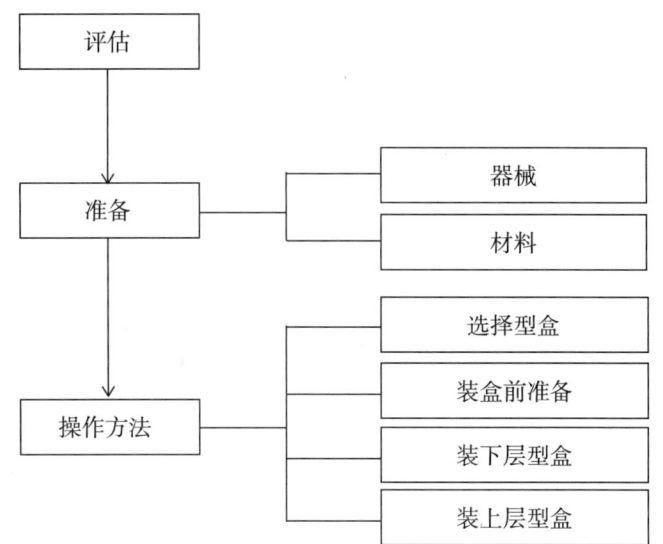

装盒

（二）分步流程

📄 评估

- ◆ 检查蜡型有无瑕疵，要求无瑕疵。
- ◆ 检查上下颌模型是否有良好的咬合关系，要求咬合关系良好。
- ◆ 检查上下层型盒是否干净，接合是否密贴。

📄 准备

器械

型盒、橡皮碗、石膏调拌刀、蜡刀、毛笔等。

材料

凡士林、白石膏、肥皂水、藻酸盐石膏分离剂等。

📄 操作方法

选择型盒

- ◆ 根据义齿蜡型工作模型的大小选择适宜的型盒。

- 将模型放入下层型盒中，确保模型周边与型盒周边均有5mm以上的距离、人工牙等结构距上层型盒顶不小于10mm。

装盒前准备

- 为了使开盒时石膏与型盒易于分离，装盒前在型盒内壁涂一薄层凡士林作为分离剂。
- 将完成义齿蜡型的工作模型置于肥皂水中浸泡10分钟，取出冲洗干净，修去过高的石膏牙尖。

装下层型盒

调拌白石膏倒入下层型盒1/2高度，将模型压入型盒中央，只暴露人工牙及整个蜡型基托的磨光面。下层型盒石膏的表面应平整、无倒凹，边缘高度与下层型盒边缘平齐。

装上层型盒

- 待下层型盒内的包埋石膏硬固后，在石膏表面均匀涂布藻酸盐分离剂，对合好上下两层型盒。再调拌白石膏，先用毛笔蘸石膏涂布在人工牙颈部等区域，以确保无气泡，随后从型盒一侧边缘缓慢灌入石膏并轻轻振动型盒，使石膏流至各处，并排出气泡。
- 装满上层型盒后，盖上型盒盖，待石膏凝固后，除去型盒外面多余的石膏。

三、注意事项

（1）修整石膏模型时，应避免损坏模型、支架和蜡型。

（2）装盒前必须将模型充分浸湿，吸足水分。

（3）装盒前必须保证上下层型盒干净，能够接合密贴。

（4）装下层型盒时，一定要将支架和模型包埋牢固；下层型盒石膏表面应光滑、圆缓、无倒凹。

（5）装上层型盒前，下层型盒必须涂布好分离剂；装上层型盒的石膏要有一定的流动性，防止产生气泡。

链接

热压注塑工艺技术

大部分的义齿塑料基托是由聚甲基丙烯酸甲酯和甲基丙烯酸甲酯混合后加热聚合固化而成。但这种传统的方法也存在着聚合时易出现气泡、聚合时收缩变形、残留单体刺激黏膜等缺点。由于聚甲基丙烯酸甲酯是一种热塑性树脂,在160～270℃温度范围内可以熔融为黏流态,具有良好的热可塑性,可供成形的温度范围较宽且温度较低。热压注塑工艺技术正是利用了聚甲基丙烯酸甲酯的这一特性,将树脂熔融后在压力下注入型盒,从而获得义齿树脂基托。此工艺技术减少了单体的残留,加强了义齿基托的机械强度,组织面的适合性较好。与常规水浴热处理树脂的方法相比,热压注塑工艺技术装盒时需要选择特定的型盒,并设置注塑道。由于此法需要专用设备,而且工艺时间长,因此,仅适用于一次大批量制作义齿。

考点提示

装盒的方法:整装法、分装法、混装法。

思考题

1. 整装法用于( )

   A. 个别前牙缺失,唇侧牙槽嵴丰满者　　B. 个别后牙缺失

   C. 混合缺失　　　　　　　　　　　　　D. 一侧后牙缺失

   E. 以上均可

正确答案:A

答案解析:唇侧牙槽嵴丰满者,唇侧不需要制作基托,即唇颊侧无基托,适用于整装法。

2. 分装法用于( )

   A. 个别前牙缺失　　　　　　　　　　　B. 全口义齿

   C. 一侧后牙缺失　　　　　　　　　　　D. 双侧后牙缺失

   E. 以上均可

正确答案:B

答案解析：分装法适用于无固位体的修复体的装盒，全口义齿只有人工牙和基托，无固位体。

3. 36、37、45、46 缺失，采用可摘局部义齿修复，装盒所采用的方法是(　　)

  A. 混装法　　　　　　　　B. 正装法

  C. 整装法　　　　　　　　D. 反装法

  E. 以上均可

正确答案：A

答案解析：混装法适用于基牙上有卡环且颊舌侧均有基托的可摘局部义齿的装盒。

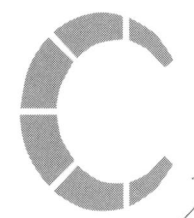

实训十五

去蜡、充填树脂及热处理

◆ **案例导入**

完成装盒的 11、12、25、26 缺失弯制支架蜡型和 36、37、45、46 缺失铸造支架蜡型。

◆ **知识要点**

树脂调和后的 6 个分期如下。

1. 湿沙期 牙托水尚未渗透进牙托粉中，无阻力和黏性，似湿沙状。

2. 稀糊期 牙托粉表面被牙托水所溶胀，颗粒间隙开始消失，呈稀糊状，流动性大，略具黏性。

3. 粘丝期 牙托水继续溶胀牙托粉，牙托粉进一步结合成黏性整块，流动性小，黏性大，可拉丝。此期不宜再调和，应严密封盖以防单体挥发。

4. 面团期 在室温下调和后 20 分钟左右，牙托水与牙托粉基本结合，无多余牙托水存在，形成无黏性、有良好塑性、似面团的调和物，其可塑造各种形状。临床上用此期成形，持续时间 5 分钟。

5. 橡胶期 调和物表面牙托水挥发变硬，可塑性逐渐变小，内部仍有一定弹性，呈橡胶状，难以成形。

6. 硬化期 弹性消失，变为坚硬、有脆性的固体，但聚合仍未完成。

◆ **技术操作**

一、学习要点

（1）掌握正确的去蜡方法。

（2）掌握调和树脂和填塞树脂的方法。

（3）掌握热处理的方法。

二、操作规程

（一）简易流程

去蜡、充填树脂及热处理

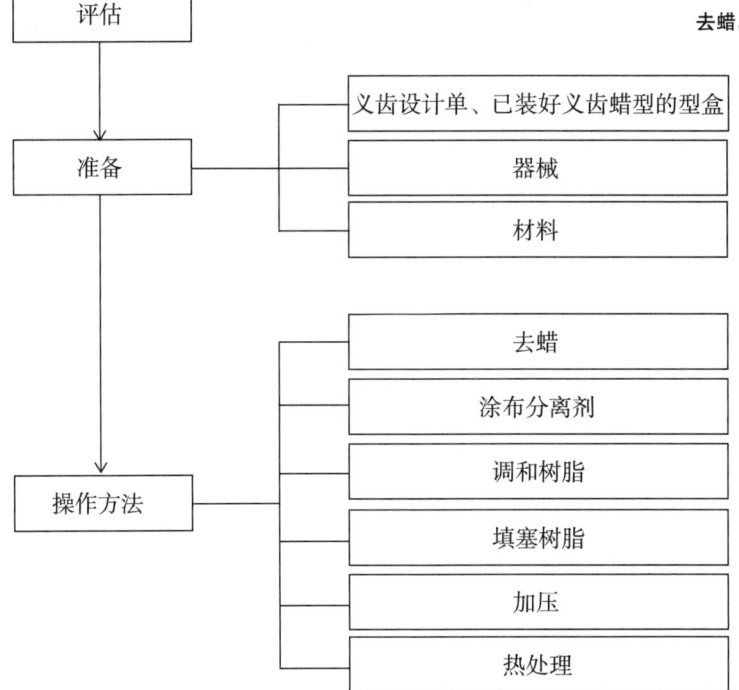

（二）分步流程

▌评估

- 已装好的型盒是否对位密合整齐。
- 冲蜡器、义齿聚合器是否开关良好、可正常工作。

▌准备

| 义齿设计单、已装好义齿蜡型的型盒 |

| 器械 |

义齿聚合器、冲蜡器、调拌杯、调拌刀、压榨器、型盒夹、毛笔等。

| 材料 |

分离剂、热凝牙托粉、热凝牙托水等。

操作方法

去蜡

◆ 烫盒。装盒30~40分钟上下半型盒石膏完全凝固后,置于80℃以上的热水中浸泡5~10分钟,使蜡型受热软化。可以观察水面是否漂有蜡油花,或热水中的型盒上下两层之间是否有蜡油溢出,如果出现这些现象,说明蜡型已经软化,可以开盒。

◆ 开盒。从热水中取出型盒后,用石膏刀小心撬开上下层型盒,用刀挑去已软化的大块蜡。

◆ 冲蜡。用流动的沸水从高处彻底冲净型腔内的余蜡,最好是加压的沸水,以彻底冲净余蜡。

◆ 修去型腔的尖锐石膏边缘,以免薄边受压后碎裂在树脂基托中。

涂布分离剂

去净型盒内模型上的蜡质并待型盒晾干后,在型盒内模型及形成的义齿阴模腔内涂布分离剂。涂布分离剂的目的在于防止树脂中的单体渗入石膏模型内,造成石膏与基托树脂粘连。用软毛笔蘸上藻酸盐分离剂,按一定顺序涂布到装盒的石膏、模型表面,注意分离剂不能蘸取太多,要循一个方向涂布均匀,切忌来回涂刷,以免破坏已凝固的分离剂层;还要注意不能涂到人工牙、金属支架等上面,如果不慎涂上去了,要用棉球擦拭干净。上下层型盒都要涂布。一般要涂布两遍,等第一层凝固后,再涂布第二遍。

调和树脂

◆ 根据义齿基托的大小量取适量的牙托粉置于调拌杯内。一般小基托牙托粉用量为10~15g。按照牙托粉与牙托水的重量比2~2.5:1量取合适的牙托水,顺杯的边缘缓缓滴入牙托粉中,直至所有的粉末均被完全湿润。调拌均匀后,将调拌杯加盖,以防单体挥发,造成单体比例不当。

◆ 选择填塞时期。粉液混合之后,即产生一系列的化学反应。此过程一般需经过6个时期,即湿沙期、稀糊期、粘丝期、面团期、橡胶期和硬化期。面团期是最适宜填塞的时期。在室温下从调拌开始到达面团期约需20分钟,面团期可持续5分钟左右。环境温度的高低可直接影响面团期的形成和持续时间。

填塞树脂

树脂到面团期时,将双手洗净,擦去水分,从调料杯内取出树脂,揉捏均匀后,将树脂填入下层型盒内,支架下方及被包埋的基托部分应先填塞,填塞量一般较实际需要的量略多一些。填塞时不应在石膏的薄弱边缘处用力,不可使支架移位或损坏阴模腔。

加压

将上下层型盒间放置玻璃纸对好合上,放在压榨器上加压后打开型盒去除多余菲边,反复数次后去除玻璃纸,然后移至型盒夹上固定好、夹紧。

热处理

将固定好的型盒置于盛有冷水或50℃温水的锅内或聚合器中,使水面没过型盒,然后缓慢加热到沸点,维持半小时,待其自然冷却后开盒。

三、注意事项

(1) 要把握好烫盒的时间。如烫盒的时间过长,熔蜡浸入石膏表面,会影响分离剂的涂布;如烫盒的时间过短,蜡型软化程度不够,分离上下层型盒时易损坏石膏或使支架移位。

(2) 在冲蜡的过程中若有松动脱落的人工牙、支架或折断的石膏碎片等不要丢弃。待蜡冲净后,准确放回原来的位置并固定。

(3) 热处理时应注意升温不宜过快,否则会在基托内形成气泡,影响义齿的质量。热处理完成后应撤离热源,让型盒继续浸泡在热水中,自然冷却后再开盒,不能骤然冷却,也不能在型盒冷却前开盒,否则温度变化大,义齿易变形。

◆ 链 接

热处理

热处理是指在一定的压力和温度下,使义齿树脂逐渐地完成聚合反应,固化成形。目前常用的热处理方法为水浴加热法,常用以下3种方法。①将固定好的型盒放入冷水或温水(50℃)中,水的加入量应没过型盒,缓慢加热至65~74℃,

维持0.5~1小时,然后升温至沸点维持0.5小时,待其自然冷却后开盒。②将型盒置于室温水中,缓慢加热,使水温在1.5~2小时升至沸点,维持15~30分钟,自然冷却后开盒。③将型盒置于70~75℃水中,恒温1.5~2小时,然后升温至沸点并保持0.5~1小时,自然冷却后开盒。

考点提示

树脂调和后的6个分期分别是湿沙期、稀糊期、粘丝期、面团期、橡胶期和硬化期。

思考题

1. 热凝树脂的最佳填塞期是( )

    A. 湿沙期   B. 稀糊期   C. 粘丝期   D. 面团期

    E. 橡胶期

正确答案:D

答案解析:热凝树脂的面团期是最佳填塞期。

2. 室温下热凝树脂从调和后至面团期大约需要( )

    A. 10分钟   B. 20分钟   C. 30分钟   D. 1小时

    E. 5分钟

正确答案:B

答案解析:室温下热凝树脂调和后20分钟左右,牙托水与牙托粉基本结合,无多余牙托水存在,形成面团期。

3. 热凝基托树脂常用的热处理方法是( )

    A. 70℃,恒温1.5小时,100℃,4小时

    B. 70℃,恒温1.5小时,100℃,恒温1小时;自然冷却

    C. 70℃,24小时

    D. 100℃,24小时

    E. 70℃,恒温12小时

正确答案:B

答案解析:缓慢加热至65~74℃,维持0.5~1小时,然后升温至沸点维持0.5小时,自然冷却后再开盒。

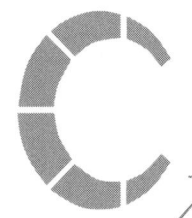

实训十六

开盒、打磨与抛光

◆ 案例导入

开盒后的 11、12、25、26 缺失弯制支架义齿和 36、37、45、46 缺失铸造支架义齿。

◆ 知识要点

1. 开盒　待型盒自然冷却后，打开型盒，取出可摘局部义齿，如型盒尚未完全冷却就开盒，义齿常会出现变形。

2. 打磨　打磨是指利用各种磨平器械消除修复体不平整的表面，使义齿各部分达到要求的厚度和外形的过程。

3. 抛光　抛光是指在打磨的基础上对修复体表面进行光亮化处理的过程，有 3 种方法：机械抛光、电解抛光、化学抛光。

◆ 技术操作

一、学习要点

（1）掌握开盒、打磨与抛光的方法。

（2）掌握打磨与抛光的原则。

二、操作规程

（一）简易流程

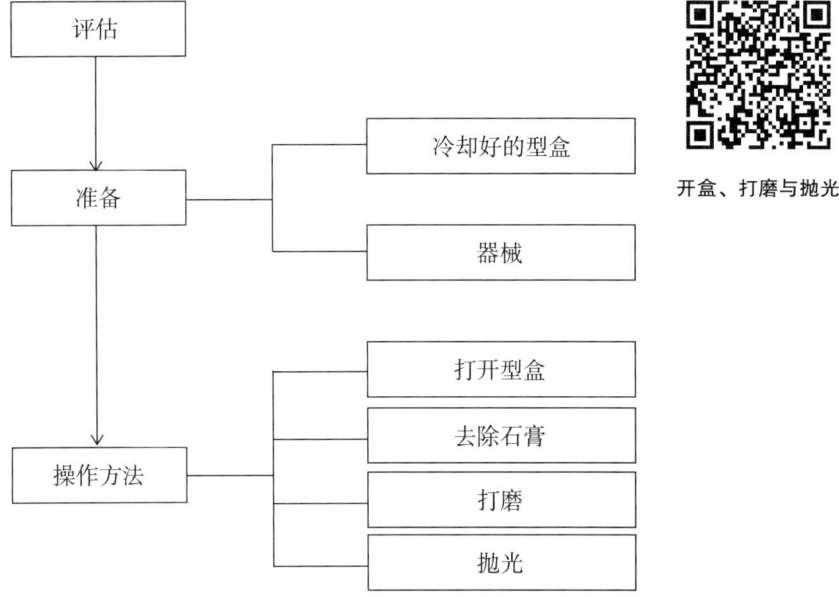

开盒、打磨与抛光

（二）分步流程

评估

检查型盒是否完全冷却。

准备

| 冷却好的型盒 |

| 器械 |

木锤、石膏剪、蜡刀、打磨器械、抛光器械（如大小磨头、砂布卷、湿布轮、石英砂等）。

操作方法

| 打开型盒 |

松开型盒夹，用木锤敲击下层型盒底面中央的小圆盖，使包埋石膏与下层型盒分离。然后，取下型盒盖，将下层型盒的小圆盖垫在上层型盒石膏表面，再用锤子敲击使上层型盒与石膏分离。

| 去除石膏 |

◆ 用木锤敲打石膏侧面，使上下层石膏分离。

◆ 再用石膏剪小心地剪掉石膏，将义齿从石膏中分离出来。剪石膏时要先剪义齿外围包埋的石膏，后剪模型石膏。剪石膏时注意剪切力的分力方向，防止基托折断或支架变形。特别是对下颌义齿，注意不能从舌侧中央剪切，否则易使义齿树脂基托折断。

◆ 义齿脱出石膏后，常有残余的石膏黏附在义齿上，可先用蜡刀刮除，并用流水冲刷。若仍有残留，可将义齿浸泡于30%枸橼酸钠溶液数小时至24小时后再洗刷干净。

| 打磨 |

◆ 义齿需要仔细打磨、抛光，使其磨光面平滑、光亮，并有合理的形态。其边缘要圆钝，组织面无黏附的石膏和树脂小瘤。

◆ 打磨、抛光器械需要由粗到细使用。先用大砂轮磨去义齿周缘多余的树脂，再用桃形或柱形砂石磨去妨碍义齿就位的倒凹；用裂钻或小柱形砂石磨除靠近卡环体和人工牙颈部的多余石膏和树脂，但不能伤及卡环体和人工牙之间的龈乳突部分。

◆ 用各种砂石初磨基托的磨光面，使基托的大小、厚薄合适。

| 抛光 |

◆ 用砂布卷磨光基托表面，去尽表面纹理，直至光滑。

◆ 用布轮蘸石英砂或浮石粉细磨，磨光时要不断加入石英砂或浮石粉和水，使布轮保持湿润，有利于降温，以减小摩擦热。最后用毡轮蘸抛光膏对义齿表面进行上光。

◆ 打磨过程中，还应随时转换义齿的位置和部位，使表面受力均匀。用布轮打磨靠近卡环位置时，要尽量使布轮旋转方向与卡环臂的弯曲方向一致，用手保护卡环等金属支架，以防止卡环被高速旋转的布轮挂住，使卡环变形，甚至将义齿甩出，致使基托折断。

三、注意事项

（1）开盒时避免损坏义齿和模型。

（2）将义齿与模型分离时不要用力过猛或从模型中间剪断，以免使义齿受损或基托折裂。

（3）打磨、抛光器械需要由粗到细使用。

◆ 链 接

在牙科诊室和技工室对修复体进行研磨抛光过程中，空气里存在大量的粉尘颗粒和微生物，一些微小的浮尘颗粒随着人的呼吸直接进入肺泡，这容易导致医技人员患各种慢性或传染性的呼吸系统疾病和眼科疾病。因此，研磨抛光时，应采用喷水、负压抽吸等措施，同时保证通风环境良好，工作人员戴防护眼镜和面罩。

◆ 考点提示

（1）打磨时使用的器械和磨光材料由粗到细，循序渐进，先磨平后磨光。研磨时不能破坏基托外形，不可将义齿上形成的牙龈突度磨去。

（2）打磨时注意保护卡环等金属部件，切勿损伤人工牙及卡环。

（3）采用石英砂、浮石粉糊剂抛光时，所用布轮、毛刷均应浸湿，并随时不断添加湿润的磨光剂，并间断打磨，避免因产热导致义齿树脂基托变形。

◆ 思 考 题

1. 可摘局部义齿开盒后，应遵循(　　)的原则打磨抛光义齿

  A. 由细到粗，先磨平后抛光   B. 由粗到细，先磨平后抛光

  C. 由粗到细，先抛光后磨平   D. 由细到粗，先抛光后磨平

  E. 以上都错误

正确答案：B

答案解析：打磨原则应由粗到细，先磨平后抛光，循序渐进。

2. 基托组织面的打磨应用(　　)

  A. 布轮   B. 精修钻   C. 白矾石   D. 大号磨头

  E. 小号的柱形砂石

正确答案：E

答案解析：组织面的打磨应用圆钻、裂钻或小号的柱形砂石，将组织面上的塑料瘤磨去。